U0378816

书 · 美好生活
Book & Life

书，当然要每日读。

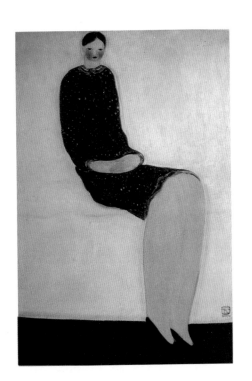

性

的教育

的道德

〔英〕蔼理士——著

潘光旦——译

Sexual Education

Sexual Morality

Havelock Ellis

北京时代华文书局

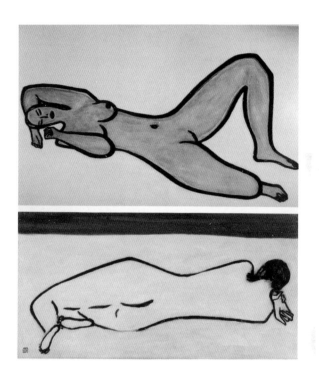

在未来的教育设施里，性的问题一定得占很有荣誉的地位。

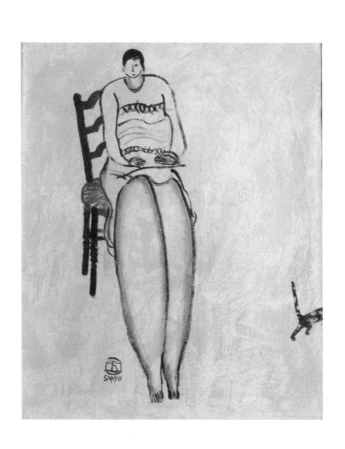

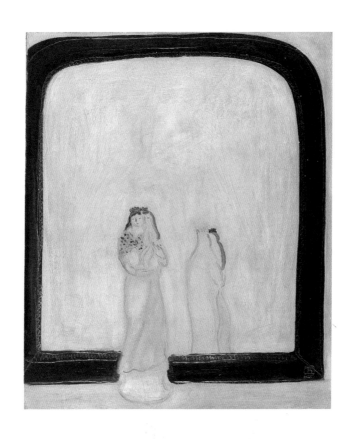

世间更有美于天真的东西在，那就是把生命、生育，以及儿童

们自身来历的奥秘讲给他们听的时候你所得到的一些经验。

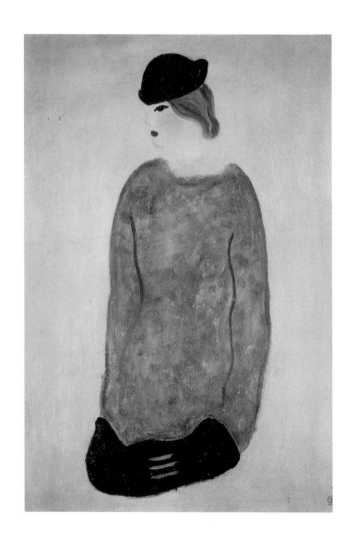

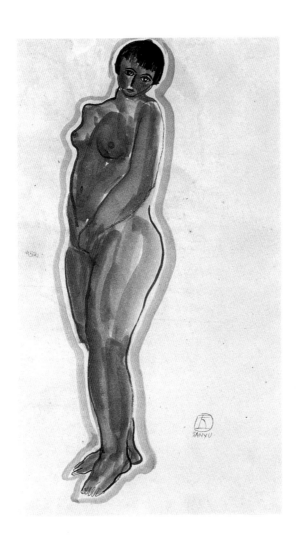

要是青年男女对于性的关系以及选择配偶的重要，能够得到一些必要的认识，我们以为人世间定可以减少不少的悲哀与疾病。

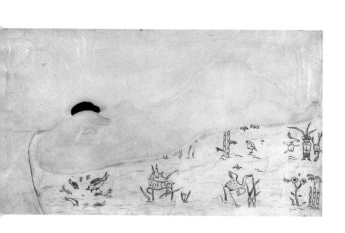

　　一旦经过法定的束缚，婚姻生活就会渐渐的不容易
忍受。可见婚姻偕老的保障并不在法律，而在"彼
此的相爱与相忍所造成的一种局势"。

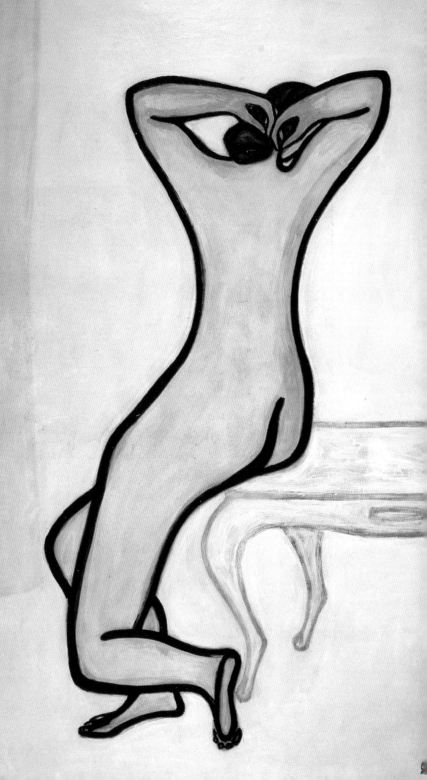

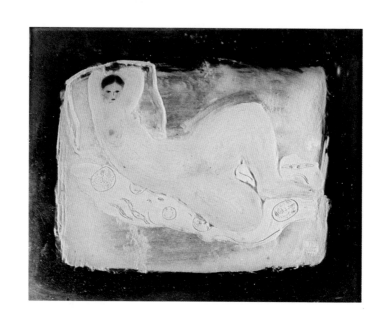

"为人美丽自喜，哀帝望见，悦其仪貌，宠爱日甚。出则参乘，入御左右。"

"尝昼寝，偏籍上袖，上欲起，贤未觉，不欲动贤，乃断袖而起，其恩爱至此。"

——《汉书·佞幸传》

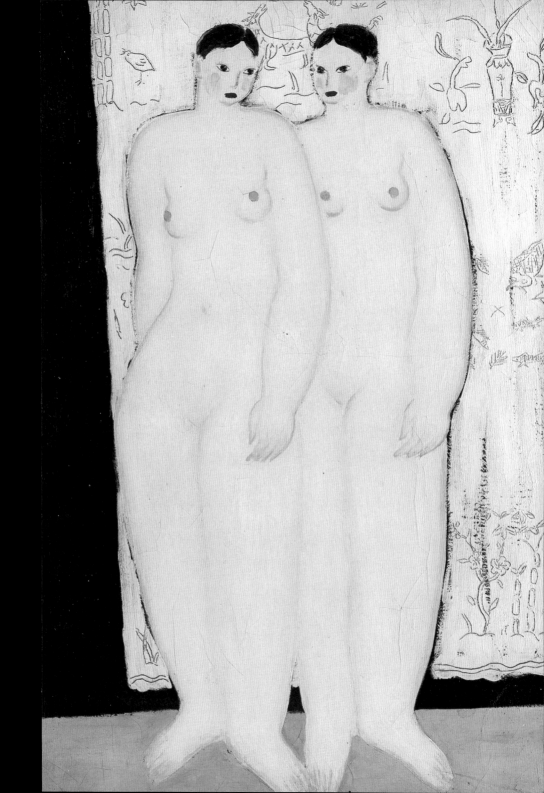

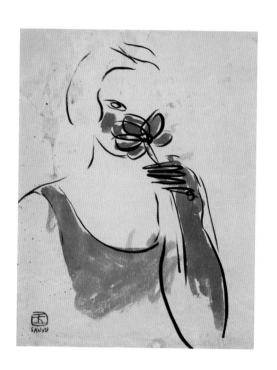

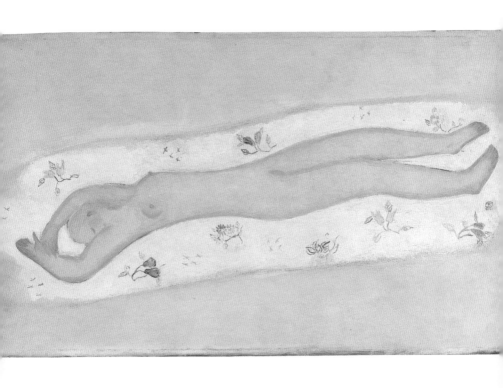

贝格（Leo Berg）说得好："凡是已经开化的民族，它的恋爱的途径是先得穿过想象的境界的。"所以，对于在成年期内的人，一切文学的读物便成为性教育的一部分。

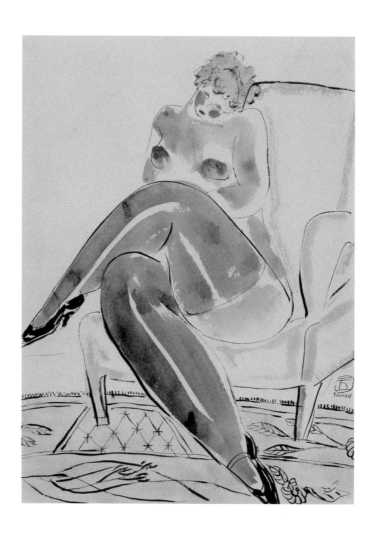

目　录

性的教育

性的教育

Sexual Education

译序

　　谁都承认性是当代许多重大问题里的一个，也谁都承认霭理士（Havelock Ellis）是对这个问题研究得最渊博、最细到，也是最有健全的见地的一个人。他的《性心理学研究录》，到1910年为止，一共出了六集，他几乎把性心理的各方面都已包举在内了。但霭氏犹以为未足，以后又陆续有些新的研究文字发表，到1928年，归纳为一个第七集。这七大集里的笔墨，都是直接以性的题目做对象的，其他比较间接的作品还多，其中有科学的研究，如《男与女》（*Man and Woman*），有艺术的欣赏，如《生命之舞》（*The Dance of Life*），也有问题的讨论，如《社会卫生工作》（*The Task of Social Hygiene*），旨趣虽殊，其中心一贯的思想则一，就是，性与人生。

　　《性心理学研究录》的第六集的总题是《性与社会的关

系》，其中包括《母与子》、《性的教育》、《性教育与裸体》、《性爱的估值》、《贞操的功用》、《禁欲问题》、《娼妓》、《花柳病的征服》、《性道德》、《婚姻》、《爱的艺术》、《生殖的科学》等十二个分题。本书便是第三分题——性的教育——的译文。在各分题中，自然要推它为最基本，与青年生活的关系，也最较密切，所以我拿它做一个最初的尝试，倘若成功，当进而选译其它的分题。

任何一本讨论问题的书总有它的时间和空间的限制，本书当然不是一个例外。就时间而论，从最初在美国出版以至今日，它已经有二十四年的历史，二十四年前的资料，到今日当然有一部分已经不很适用，例如，叙"性教育的书籍"的第九节。就空间而论，一本在英国写、在美国印的书，移到中国来读，即使假定民族文化之间没有多大的歧异，已不能期望它完全适用，何况民族文化之间确乎有许多不同之点，而目前的题目又不是别的，而是变化万端的性的题目呢？

这空间上的限制，亦即文化背景的限制，是最显明不过的。原始民族对于性的看法，总是很健全的。文化发达以后，此种健全的程度，便有减少的倾向，但也不一定，例如希腊的文化与罗马初期的文化。中国也是很好的一例。文化的发达一定得转个弯，把人类自身的重心与自身的福利看模糊了，健全的看法才会一变而为病态的看法。例如基督教发达以后的西洋文化。中国文化，在佛教东来以后，也几乎步西洋文化的后尘，我们在篇末译注里所引的那一首达摩禅师的《皮囊歌》，就十足代表着一种病态的看法，后世善书里所刊行的种种"戒淫"文字，便十九是这种看法的推演，或至少采用此种看法，把它当做"淫"所以不得不戒的一大理由。但是就大体而论，在中国文化里，这种看法究竟是外铄的，不是固有的。我们心目中的性，始终是一种现象、一个事实，从来既没有把它捧上三十三重天，也没有把它推下十八层地狱。我们应付性生活的原则，始终是一个"节"字，一面固然反对纵欲，一面却也从没有主张过禁欲。淫字的原意之一便是"溢出"、"过甚"、"失当"，所以久雨而溢，叫做"淫雨"（《礼记》）；执法过度，叫做"淫刑"（《左传》）；滥施恩惠，叫做"淫惠"（《申鉴》）。两性之间的关系，自然也不是例外，所以"不能以礼化"（《诗序》）的结合，便叫做"淫奔"，所谓礼，所指也就是分寸与节制的原则。就是后世的戒淫文字，虽则夹杂上一些释氏臭皮囊的看法与因缘果报的宗教笔墨，究其极，也不过志在劝人安于婚姻生活罢了。至于根本以性为秽恶、以性行为为罪过的态度，终究是没有。

我们在性教育的方面，不用说，也是向来没有什么设施的。但因为我们传统的对于性生活的态度还算健全，真正可以阻碍性知识的获得与性发育的自然的势力，倒也很少。做男子的，在这方面，七拼八凑的，总可以取得一些将就得过的准备，是可以无疑的；做女子的，至少在出嫁的前夕，总可以从母亲那边知道一些婚姻生活的实际与意义。我们虽不明白地指导子女，我们却也并不对他们一味地缄默、特别地掩饰，到不能缄默与掩饰时，便满嘴地撒谎。在这种比较任其自然与不干涉的局面之下，我们的性生活虽未必圆满，但性的变态心理与变态行为也似乎并不多见。德国性心理学家希尔虚弗尔德（Magnus Hirschfeld）三年前到中国来演讲，也就注意到这一点，并且曾经说过几句赞许的话。

在西洋，情形可就不同了。因为他们所见的性是龌龊的，所见的性行为是有罪的，于是便不能没有"缄默的政策"，不能没有"造作的神秘主义"，不能没有"伪善的贞洁观念"。于是对于婴儿的由来，大家不能不说谜话，让儿童自己去摸索；对于婚姻生活的究竟，大家更不能不守口如瓶，让女儿自己去碰运气。于是在上级的社会里，连一个腿字都不能说；在男女杂遝的场合里，身体可以半裸，可以有种种皮里阳秋的诱惑挑逗，但若裤子上撕破了指头大的一块，全场空气，便可以突然黯淡起来。这种精神生活上的自作自受的禁锢与自甘下流，在最近四五十年之间，虽已经减轻不少，但依然时常可以遇到。霭氏这篇文章，一半是以解放、澄清做职志的，所以有很大的一部分是消极的清道夫的工作。对于中国的读者，这一部分虽不无相当的趣味，可作海国奇谈读，但并非必要。

然则这本小书的价值又在哪里呢？我在上文说过，中国人对于性的看法不过是大体上比较的健全而已，若就其细节目而言，则不健全的地方正复不少。这些不健全处便须纠正，此其一。自西化东渐，西洋文化中的糟粕，包括旧的性观念在内，也成为输入品的一部分，而竭诚接受它的也大有人在，一部分的基督教的信徒就在其内。对于这些人，这本小书也自有它的贡献，此其二。这还都是消极一方面的话，若就积极的价值而言，它终究是一篇专论性教育的文字，于清除粪秽、摧拉枯朽之外，毕竟大部分是建设的笔墨。这种建设的笔墨却是我们向来所没有的，此其三。

这种建设的笔墨中间，也有好几点是值得在这里特别提出的。第一，性的教育原应包括性与人生关系的全部。所谓全部，至少可以分做三部分，一是性与个人，二是性与社会，三是性与种族。坊间流行的性教育书籍，大率只讨论性与个人卫生的关系，最多也不过因为花柳病的可惧，勉强把社会生活也略略提到罢了。霭氏便不然。他是各部分都顾到的，我在此不必举例，这种能抓住问题的全部的精神，也绝不是一二单独的例子所能充分的传达，总得让读者自己去随在理会。第二，在霭氏心目中，性教育的施教方法也是和生活的全部打成一片的。教育家说，生活就是教育，社会就是学校；霭氏对于性教育也有同样的见地；所以家庭里的母亲与学校里的教师而外，医师有医师的责任，牧师有牧师的贡献；自然历史的训练而外，文学可以助启发，艺术可以供观摩。必也全部的社会与文化生活能导人于了解、尊重与欣赏性的现象与经验之域，性的教育才算到达了它的鹄的，否则还是片段的、偏激的、畸形而不健全的。霭氏之所以不斤斤于教授方法的细节目，所以十分信任儿童在发育时代那种天然纯洁的心理与自动的能力，所以主张做母亲的人但须有正确的观念、光明的态度、坦白的语气，以激发儿童的信托之心，而无须乎多大专门的知识——原因也在于此。第三，霭氏于一般的启发功夫之外，又主张在春期开始以后，举行一种所谓诱掖的仪式，使青年的新发于硎的心理生活可以自动地控制与调节它的含苞乍放的生理生活，而无须乎外界的制裁。他说，"我们总得明了，'春机发动'中所指的春机，不但指一种新的生理上的力，也指着一种新的精神上的力。……在春机发动期内，理想的世界便自然会在男女青年的面前像春云般的开展出来。审美的神妙的能力、羞恶的本性、克己自制力的天然流露、爱人与不自私的观念、责任的意义、对于诗和艺术的爱好——这些在这时候便都会在一个发育健全、天真未失的男女青年的心灵上，自然呈现……"又说，诱掖的仪式的目的是在"帮助他们，使他们自己可以运用新兴的精神的力量，来制裁新兴的生理的与性的力量"。这种见地与建议真是得未曾有。性教育到此便和伦理教育、宗教教育、艺术教育打了一笔统帐，而一个囫囵的人格，便于此奠其始基。这种诱掖的仪式原是健全的原始民族所共有的一种经验，霭氏相信我们不谈性的教育便罢，否则此种民族的经验总有换了方式复活的一天。第四，霭氏一面极言性教育的重要，一面却也深知性教育的限制。凡是谈教育的人，大都以为教育是一种万能的力量，远自中国古代的孟荀，近至哥伦比亚大学师范学院毕业的教育专家，几乎谁都有此笃信。霭氏却是一个例外。他开宗明义，就讨论到遗传与环境的关系。遗传健全的人，固然可因恶劣的教育的阻挠摧残，以致不克充分发展，但对于遗传恶劣的人，就是在性的生理与心理方面，天然便有阙陷的人，良好的教育亦正无能为力。这一层精意他在第一节以外也曾再三地提到。一个人的智慧，应从了解一己的弱点始；教育的功能，也应从从事教育的人明白它的限制始。近年来时常有替性教育的题目过事铺张的人，观此也可以废然思返了。

* * *

最后，我要把这一本小书作为纪念先父铸禹公（鸿鼎）之用。先父去世二十一年了，因为他去世得早，生前又尽瘁于乡国的事务，对于儿辈的教育没有能多操心，但对于性教育的重要，他是认识得很清楚的。记得有一次，因为有一位世交的朋友有手淫的习惯，他在给我的大哥的信里，便很详细地讨论到这个问题。他曾经从日本带回一本科学的性卫生的书，我在十三岁的时候初次在他的书橱里发现，他就容许我拿来阅读。明知书中叙述的种种，不是我当时的脑力所能完全了解，但他相信也不会发生什么不健全的影响。有时候我们看些有性的成分的小说，他也不加禁止。他当时那种态度，如今追想起来，竟和霭氏在下文第二十四节所采取的很有几分相像。显而易见他是一个对于青年有相当信任心的人；他虽不是一个教育专家，他却深知在性的发育上，他们需要的是一些不着痕迹的指引，而绝不是应付盗贼一般的防范与呵斥禁止。

环境与遗传

作者讨论的总题目是性的心理学，现在又忽然讨论起儿童来，并且把儿童的祖先、父母、受孕、胎养，甚而至于婴儿时期，都看得很重要，读者不是要说离题太远了么？事实上却不是这样。我们这样讨论，不但没有离开题目，并且讲到了性的问题的根本了。近来日积月累的科学知识都告诉我们，一个孩子的心理或精神方面的本性，和生理与结构方面的本性一样，也是根据着遗传和教养的，换一种说法，就是一端根据他所隶属的血统的品质，一端也看他早年的将护，是不是适当，能不能维持他原有的良好的血统。

我们当然要记得，血统和教养对于一个人的命运所发生的影响是很难分轩轾的。教养的影响显明得多，所以不大容易受人忽视，但是血统的影响却没有那样明显，所以就在今日，我们还可以碰见一些比较知识浅薄或成见满胸的人整个儿的否认它的存在。但是这一方面的新知识逐渐增加以后，使大多数人知道遗传的力量是怎样的无微不至，我们相信这种错误与可以败事的见地自然会像烟消云散般地化归乌有。要知一个社群里的民众大体上一定得同时兼具良好的血统和良好的教养，健全的文化才能够在他们中间发展。遗传对于生命的影响，固然到处可以看出来，但是在性的范围以内，尤其是来得深刻，来得清切。我有一位俄国朋友，他的出身极好，做人也极斯文，他曾经把他幼年的生活详详细细地告诉我听，从他这一番话里，我们就可以找寻一些材料，来证明我上面所说的话。他说他从小和他的弟兄姊妹一起长大，中间有一个姊妹却是从别处来的；她是一个娼妓的私生子，生产后不久，母亲就死了，后来就归了他家里抱养。但是在待遇上，她和其余的小孩没有分别，所以大家一向没有知道她是外边领来的。可是从小她的脾气就和其余的小孩不同，喜欢撒谎，喜欢捣乱和虐待别人，并且很早就表现下流的性的冲动；虽则和其余的儿童一样受教育，她终于步了她母亲的后尘，在她二十二岁的时候，并且因为抢劫和杀人未遂的罪名，被充军到西伯利亚。一个碰巧的父亲和一个当娼妓的母亲所产生的子女不一定都是坏的；不过目前这一例的遗传大概是坏极了，遗传既坏，虽有好的教养，结果还是凶多吉少。

性冲动的早熟的表现

我们的讨论进入婴儿时期的时候，事实上我们早已走过了性生活的最先的基础和原有的可能性；有时候我们并且已经可以观察到真正的性生活的起点。一个不到十二个月的婴孩往往已经会有所谓"自恋"的表示[1]。这种表示究属是不是属于常态，是不是可以当做属于常态看待，学者议论不一，我们在此并不预备讨论[2]。在初生的时候，些少月经的作用和乳腺的分泌作用，有时也会发生[3]。在这时期内，神经方面和精神方面的性的活动，似乎已经像水的源头一般，在汩汩地流动，过此以往，便逐渐扩大，流域越来越广，到得春机发动的时期，便像长江大河，一泻千里了。

有人说一个十分健全的人，在婴儿与孩提时期在神经和精神方面不会表现什么性的活动。这话也许有些道理，并且也许是确实的。但是这种活动依然是一种比较时常遇见的东西，既属时常遇见，我们就不能说一定要等春机发动期来到，才有注意到性卫生与性教育的必要了。

　　早熟的体格方面的性的发展，是一种比较不常见的变异，但非完全没有；威廉士（W. Roger Williams）在这方面有过一些很重要的贡献[4]。这种早熟的现象，本以女子为多。威氏的研究中包括二十个男童与八个女童，他在女童中不但发现早熟的人数多，并且早熟的程度也要深，其中有在八岁时[5]即受胎的，至于男童，则至早须十三岁方能证实真有生殖的能力。这大概是不错的，因为十三岁也是男子精液中最早发现有精子的年龄，在此以前则但有液而无精。反是，富尔布林格（Fuerbringer）与冒尔（Moll）发现有到了十六岁，甚至于十六岁以后，依然没有精子的。在男童中间，性的早熟往往和一般体格的进展有连带关系，但是在女童中间，这种连带关系比较要少，性的部分尽管早熟，一般的体格也许和其他同年龄的女子无异[6]。

　　早熟的性的冲动大都是模糊的，也是不常有的，并且多少是近乎天真的。但也有例外，美国底特律城（Detroit）的里奇（Herbert Rich）医士曾经叙述过一例：一个早熟的男孩子，从两足岁起，对于女孩子和妇人，便感觉到深切的性的兴趣，他的一切思想和行为都集中在她们身上，想和她们发生性的关系[7]。至于早熟现象的一般的证据、它的普遍性的大小、它的意义等等，美国心理学者推孟（L. M. Terman）曾经把他们从旧的记载里选辑起来，成为一篇专门的文章[8]。

男婴阴茎时常发生的挺直作用大率是没有性的意义的，因为它不过是一种反射作用；但冒尔说过，一经引起婴儿的注意以后，它也许会取得性的意义。有几位专家，尤其是弗洛伊德（Freud）以为婴儿的种种活动的表现中，有一部分是有性的来源的，例如，大拇指的吮咂；弗氏也信性的冲动往往可以表现得很早。普通以为孩提期内是没有性的本能的，这一点弗氏认为是很严重而同时也是极容易借观察来改正的一个错误；极容易改正而依然不免成为普通的误解，他也觉得很诧异。他有一次说："实际上性的本性是与生俱来的，自哺乳时期以入孩提时期，谁都可以有一些性的感觉，至于性的活动与情绪，虽发现较迟，但在孩提时期结束以前，即春机发动期以前，也是几乎谁都可以经验到的。"[9]弗氏这一番话，冒尔认为是形容过甚之词，我们不应该接受，但同时他也承认孩提时期的情绪，究竟哪一部分是性的，哪一部分是非性的，确乎是不容易分析，甚而至于无法分析[10]。冒尔自己也以为八足岁以后的性心理的表现是一种常态，而不是病态，又以为体气虚弱或遗传恶劣的儿童往往不免早熟的倾向，但同时他自己也发现过若干例子，虽在八九岁的时候已呈早熟之象，而此种早熟并没有妨碍他们的健全的发育以至于成人。

孩提时期一些雏形的性的活动，和连带的一些性的情绪，只要不太引人注意，或太过成熟、像成人一般，总得看做常态的一部分，而不是变态；同时我们固然得承认，假若他们和恶劣的遗传同时存在，便不免要闹出乱子来。但在健全的儿童，过了七八岁以后，这种活动与情绪便不会产生什么恶果，并且和其它的游戏或"好弄"性的活动丝毫没有分别。据德国学者格鲁士（Groos）网罗得异常丰富的材料而论，可知游戏一道，实在是一种良好的教育的过程，对于一切高等动物如此，对于人也是如此；教育的功用在准备，儿童时代在游戏中的所作所为，便是成人时代所作所为的雏形。格氏在他的那本名著《人类的游戏》（*Spiele der Menschen*）里，便把这一层见地应用到儿童的性的游戏上去，并且从文学作品里引了些证据，来加以坐实，例如凯勒在他的《村中的罗密欧与朱丽叶》（*Keller, Romeo and Juliet auf dem Dorfe*）里，便十足地描写着童年的种种恋爱关系；又如苏尔兹麦柯斯基（Schultze-Malkowsky）叙述一个七岁的女子的生活，也很能够把这时期内女童的性的表现，充分地烘托出来[11]。

注释（Endnotes）

1. 一人性的发育，自幼至壮，可分为"母子认同"、"母恋"、"自恋"、"同性恋"与"异性恋"等段落，详见拙著《冯小青》，原系新月书店出版，现改归商务印书馆。——译者

2. 婴儿"自恋"的种种表示，详见作者所著的《自恋论》（*Autoeroticism*），载在《性心理学研究录》，第一集。又德国学者冒尔（Moll）曾于1909年刊行一书，叫做《幼儿的性生活》（*Das Sexualleben des Kindes*）。

3. 关于初生后与幼婴时期中性腺及乳腺的活动，法人瑞努夫曾于1905年作一论文加以推敲，文名《性的重要关头与胎儿及初生婴儿的性的表现》（Camille Renouf, *La Crise Génital et les Manifestations Connexes chez le Foetus et les Nouveau-né*）。唯瑞氏对于此种表现未能有圆满的解释。

4. 威氏曾著一论文曰"一百余个性发育特早的例子"，并附有摘要总论（Precocious Sexual Development with Abstracts of over 100 Cases）见1902年5月《不列颠妇科杂志》（*British Gynaecological Journal*）。

5. 本篇所用年龄概照西式算法。——译者

6. 德国尝有一5岁之女童，其性发育特早之情形曾经某学者详细加以叙述，并附有图说，见1896年《民族学期刊》（*Zeitschrift für Ethnologie*）第四种，第262页。

7. 见1905年11月之《医学家与神经学家杂志》（*Alienist and Neurologist*）。

8. 即《早熟之研究》，见1905年4月《美国心理学杂志》（*American Journal of Psychology*）。

9. 引自《儿童的性的启蒙》（*Zur Sexuellen Aufklärung der Kinder*）载在1907年出版的《社会医学与卫生》（*Soziale Medizin und Hygiene*）第二册。读者如欲得一更详细的讨论，则宜参阅弗氏于1905年所出版之《性学说三论》（*Drei Abhandlungen zur Sexualtheorie*）。

10. 见冒氏所作《儿童之性生活》（*Das Sexualleben des Kindes*），第154页。

11. 见《性与社会》（*Geschlecht und Gesellschaft*）第二册，第370页。

童年的性的游戏与性的情绪

　　布洛克（Bloch）所谈到过的那种儿童期内的性交[1]是在许多地方可以遇到的；但在他们的老辈看去，只当作一种游戏，并不认真。例如在非洲德兰士瓦（Transvaal）地方的巴温达人（Bawenda）中间[2]，以及西太平洋德皇威廉岛（Kaiser Wilhelms-Land）上的派普恩人（Papuans）中间[3]，都有这种情况，虽不大张晓谕，至少是得到了父母的允许的。法人高达氏（Godard）也曾经在埃及的京城开罗地方目击到男女儿童间的性的游戏[4]。海孟特氏（W. A. Hammond）在美国新墨西哥也观察到男女儿童作同样的游戏，并且看见还有成年的男子在那里从旁鼓励；他在纽约也遇见三四周岁的男女孩子，当了父母的面，从事性交的游戏，做父母的最多不过是带着笑呵斥一两句罢了[5]。这种所谓"装扮爹娘"的把戏在儿童中间实在是很普通的，并且是完全出乎天真，丝毫没有淫恶的意味存乎其间；并且也并不限于下流的阶级。冒尔也曾经提到这种把戏普遍的程度[6]；同时德国有一个牧师组织的委员会，在调查德国乡村的道德状况的时候，也发现未到学龄的儿童作性交的尝试[7]。儿童性的游戏也不限于所谓"装扮爹娘"的把戏，他如大声亲嘴、下体的裸裎、验看等等，亦所在都有，那其间所装扮的不是"爹娘的把戏，而是医生与病人的把戏了，因为唯有医生才有验看的权能"。有一位青年的英国妇女曾经对我说："我们女子在学校里的时候（大约十一二岁的光景），我们当然不免以彼此的身体做游戏的工具；我们常常跑到校外的田地里，假装做医士，彼此检验；我们也时常撩起了衣服，用手来觉察彼此的下体。"

这一种的游戏并不一定是出乎性的冲动，其间更谈不到什么恋爱的成分。但是恋爱的情绪，往往也可以发展得很早，并且和成年人的性爱没有多大分别。就广义言之，他们实在也是一种游戏，因为广义的游戏是包含一切对成年生活含有准备性的行为而说的，但同时也和一般的游戏、如球戏之类不同，因为从事的人并不把它们当做游戏看。朗图尔（Ramdohr）在一百多年以前，便提到男孩子对于成年妇女的恋爱事件，并且认为是常有的事[8]。此种恋爱的对象大都是异性的，但也有同性的，年纪上虽不相差好远，却多少要比发动恋爱的一方大得一些。这一类的情形比朗氏所提到的更要来得普通。关于这个题目的科学的研究，大约要推美国人贝尔（Sanford Bell）的研究最为面面俱到了[9]。贝氏根据了二千三百件个案的材料，发现三岁到八岁之间的性的情绪的表现大率不出挤在一堆、亲吻、彼此拥抱举起、耳鬓厮磨的并肩而坐、彼此互诉衷曲、在别人前面彼此时刻提起、只爱彼此的淘伴、不爱别人在场、别离时分外伤心、彼此馈送礼物、彼此特别体贴、牺牲、表示妒意——之类。大体说来，女童要比男童为急进，也不怕人家窥破或揭穿秘密。过了八岁以后，女的越来越怕羞，而男的急进的程度却并不增加，并且似乎越来越讳莫如深。在这时期内，性的感觉大率并不集中在性器官上；假若男童的阴茎在此时便能挺直，或女童的阴部已有充血的现象，那贝氏认为是一些过于早熟的例外，而不是常例。但是一般的血的充盈、神经的紧张以及精神上的兴奋是应有的现象，并且和成年时期与成人所经验到的很能够相比，不过程度上稍差一些罢了。贝氏末后很稳健地说，大体讲来，"男女儿童的恋爱和成年男女的恋爱的异同，好比花与果的异同，它中间所包含的生理的爱的成分好比苹果花中所包含的苹果的成分一样，都是很少罢了"。冒尔[10]也认为儿童时期性冲动的初期的表现总不出亲吻与其他皮肤上浮面的接触。冒氏把这种接触特地叫做"厮磨的现象"（Phenomenon of Contrectation）。

注释（Endnotes）

1. 见勃氏《研究录》（*Beiträge*, etc.）第二集，第254页。

2. 同本书"性冲动的早熟表现"一节注6所引书，第364页。

3. 同本书"性冲动的早熟表现"一节注6，1889年出版之期刊第一种，第16页。

4. 《埃及与巴勒斯坦》（*Egypte et Palestine*），1867年出版，第105页。

5. 见海氏自著书，《性的痿废》，（*Sexual Impotence*），第107页。

6. 《性欲论》（*Libido Sexualis*）第一册，第277页。

7. 《德国的性与道德的关系》（*Geschlechtliche-sittliche Verhaeltnisse im Deutschen Reiche*）第二册，第102页。

8. 见1798年出版之《司天的女爱神》（*Venus Urania*）。

9. 同本书"性冲动的早熟表现"一节注8所引杂志，1905年七月号，论文题为《两性间爱的性绪的初步研究》（*A Preliminary Study of the Emotion of Love between the Sexes*）。

10. 同本书"性冲动的早熟表现"一节注10所引书，第76页。

城乡儿童成熟先后的比较

　　人家常说乡村儿童的性的天真要比城市儿童的易于保持，因为城市里的性的活动要比乡村里显著与热闹得多。这话是不确的，不但不确，并且有时适得其反。固然，乡村的儿童，因为工作比较劳苦，生活比较单纯，习惯比较自然，而耳目闻见又不很广，在思想与行为上往往要来得纯洁，一直要到成年期终止，才有性的经验。德人亚蒙（Ammon）说从巴登（Baden）征到的士兵，因为习于乡村生活，便是很天真的；他虽没有给什么证据，这观察大概是可靠的。同时，在城市方面，耳目的濡染既多且广，或直接与性的现象有关，或间接可以引起性的欲望，也自不免影响到儿童们的性的发展，使它特别的提早。但是，话虽这样说，我们也得注意，在城市中间，欲望的发展虽早，而满足这种欲望与好奇心的机会却不多。城市是一个比较公开的所在，到处都是耳目，到处有人指摘，到处大家不能不讲些体面——这些情形虽不足以遮掩一切性的刺激，至少这种刺激在成人方面的反应，既满足性欲的行为，又是可以隐藏得过的。在乡村中可不同了；城市中所有的藩篱，虽不能说是尽行撤去，至少要低得许多。一方面，各种家畜的性的行为是遮掩不来的；另一方面，体面是不大讲的，说话也比较坦白粗俗，而儿童在田亩与林木间的生活，事实上又无从管理；于是性经验的机会就俯拾即是了。总之，城市生活对于儿童性的早熟所发生的影响，是在思想与观感方面，乡村生活的影响，则在行为与实际经验方面。

几年以前，德国路德会的牧师们曾经组织一个委员会，来调查性的道德，发现在德国的乡村里，性的活动是很不受限制的[1]；同时冒尔也说淫书淫画的流行，似乎以村镇及乡间为多，而大城市反较少[2]；冒氏始终以为乡村的性生活并不比城市的为大，所以他这种观察，特别值得注意。俄国都市生活与乡村生活的分途发展，比较没有其他国家的显著，但就性生活的自由的程度而论，似乎也有同样的情形。有一位俄国朋友写信告诉我说："我不知道左拉（Zola）在他那本《田地》一书（*La Terre*）里所描写的法国乡村生活究属正确不正确。但无论如何，我是在俄国乡村生活里长大的一个人，知道俄国的乡村生活和左氏所描写的很有几分相像。在这种生活里，几乎到处含蓄着性爱的气息。"举目四顾，几乎到处可以看见兽欲的蠢动，丝毫没有隐讳。所以人家以为乡村中的儿童比较纯洁，我却以为市镇中的儿童比较容易保守他的天真。这其间自然也有例外，我不否认。但大体说来，性的作用，在市镇中总要比陇亩间容易遮掩些。性的羞恶之心（不论其为真实的、抑或比较浮面的），在都市人口里也总要比较发达些。一样谈论性的事物，在城市里大家总要婉转一些；就在未受教育的阶级也比乡下的农夫知道一些节制，知道用一些体面的字眼。所以在城市里，成年人可以在儿童面前毫无禁忌地闲谈，而不致引起儿童的惊怪。我们可以说，城市的淫恶，唯其隐蔽，便越见得比乡村的为深。这话也许是的，但既较隐蔽，可以免掉儿童们的耳濡目染，终究是一桩好处。城市的儿童天天可以看见娼妓在街上徘徊，但假若没人告诉他，在他的观感中，她和寻常女子是没有分别的。但是在乡下，他就随时可以听见东家的姑娘被人"称私盐"，西家的姑娘和人"麦园会"³，并且往往描摹得淋漓尽致；至于性交、胎孕、生育等等事实，自然更其听得烂熟了。城市里的儿童，见闻极广，不限于一事一物；但是乡下所习见的，日去月来，无非是田间的工作，对儿童是不生兴趣的，其余便是动物的交尾、孳乳、和东邻西舍偷婆娘、偷汉子一类的故事了。我们有时说起都市的环境里到处有强烈的刺激，那是想到了成年人才说的，但是要知道这种刺激对于儿童是大率不会引起性的反应的。在乡间却又不然了。假若平日之间，随时可以窥见东邻的大脚姑娘和西舍又长又大的青年汉子在麦田里拥抱，试问一个儿童可以历久不受性的影响么？总之，城市生活里的性的行为比较细密周章，乡村生活里比较粗率坦白，在儿童身上所唤起的反应自然很有分别的。我知道普通总以为凡在对于性的现象讳莫如深的国家里，那种藏垢纳污的情形往往很厉害，也许比坦白率直的国家还要厉害。但我相信这是一个错误的印象。例如英国是一个比较不坦白的国家，在英国社会里我们可以看见不少的遮遮掩掩的光景；走马看花的外国人，比较不老实的，到了英国，往往被这种遮遮掩掩的光景所引逗，从而作种种放浪形骸的举动；但是要知道引逗这种外国人的固然是这种遮遮掩掩的光景，保全一部分英国青年的令节的也未始不是这种同样的光景。无论如何，我们遇见的英国男子里，淫佚放浪的固多，而二十岁以外，犹贞洁如处子的，亦复所在而有；但是对于法、意、西班牙等国的青年，我这句话就不敢说了。俄国朋友的这一番话中间，当然有一部分是很对的，但是读者不要忘记，贞操虽然是好东西，假若没有理智的根据，而完全建筑在不识不知之上，是可以陷入于极危险的境地的。

注释（Endnotes）

1.同本书"童年的性的游戏与性的情绪"一节注7。

2.同本书"性冲动的早熟表现"一节注10所引书，第137-139、第239页。

3.此二者俱为江南乡间之土语，"称私盐"指被人玩看阴部，"麦园会"即在麦田中苟合。——译者

儿童对于婴儿由来的解释

上面这一番关于早熟的话固然很要紧，但是性的卫生尤其是性的启蒙工作，倒并不因此种早熟的现象，方才感觉到必要。少数儿童的早熟，原是一大事实，但我们还有一个更大的事实在，使我们不能不领悟到性教育的严重。儿童智力的活动是很早就发生的，儿童们对于生命的种种基本的事实，每喜欢寻根究柢地问个不休，这便是智力活动的一大表示，而此种基本的事实终不免归结到性的现象上去。儿童们在这一方面的问题里，最粗浅也是最普遍的是：小孩子是从哪里来的？这个问题是最自然不过的，而儿童的哲学观念里，"本源"或"由来"的问题是必然的最基础的一个；其实在成人的哲学观念里又何尝不是如此，所不同的是，更要来得具体罢了。大多数的儿童对于小孩子的由来的问题，往往很早就有了一个解释的学说，大率由老辈谈话的暗示与一己的观察，拼凑堆砌而成，其错误的程度虽有不齐，其为足供解释之用则一。

美国心理学界的前辈霍尔（Stanley Hall）在这方面曾经搜集过不少的材料[1]。下面就是好几个儿童的回答。"小孩子是上帝在天上做成的，但是圣母甚至于圣诞老公公也会做。做好以后，让他们在天上掉下来，或把他们扔下来，然后娘儿们或大夫把它拾起来。也有时候上帝把他们留在路过的人行道上，或从木梯子上把他们倒退着送下地来，然后再把梯子抽回天上，让母亲、大夫或看护去接领；小孩子也有坐了轻气球下来的，也有用翅膀飞下来的，但将近地上的时候，就把翅膀丢过一边，跳向耶稣的怀里，由他向各处分送，至于翅膀遗落在何处，他们便记不得许多了。有的儿童说，小孩子是面粉桶里出来的，面粉是黏的，他们就很久的黏在里面，掉不出来；也有小孩子是从卷心菜里生出来的，上帝把他们摘下来放在水里，或路旁的水沟里，再由大夫把他们拾出来送给喜欢小孩子的病人（按即坐褥的产妇，儿童不知，以为卧病），要不然就由送牛奶的人一早把他们送上门来；小孩子是从地下掘出来的，一说是从小孩店里买来的。"

在英美两国，儿童要寻根究柢地盘问时，父母或别人总喜欢对他说，是在花园里一棵树底下或别的地方拾到的；或者说，是医生送来的；这后一说比较通行，也比较近理。在德国，最普通的讲法是小孩子是鹳鹤送来的。至于这种说法，从何而来，历来也有过不少的解释，大都是根据各地方的民情土俗，加以推测，但都似乎有些牵强[2]。奈客（Naecke）以为彼德曼教授（Petermann）的解释似乎最较近情，就是，鹤是一种吃田鸡的水鸟，一只田鸡在鹤嘴里的挣扎便很像一个四肢划动的婴儿。巴特尔斯（Max Bartels）说冰岛地方所流行的这一类的故事是半真半假，而不全出乎向壁虚造（鹤在那里并没有分，鹤的故事只限于西欧南部的国家，丹麦以北便没有了），在冰岛北部流行的是：婴孩是上帝造成之后，而由母亲生产的，母亲的卧床不起，便因生产之故。其在西北部，则以为是上帝将婴儿造成之后，把他交给母亲的。此外，也有以为婴儿先由上帝送了下来，再由收生婆带到房里，母亲之所以卧床不起，为的是可以接近他（彼处习俗，婴儿初生，不放摇篮中，而放床上）。但也有说婴儿是一只小绵羊或一只鸟送来的，这就和鹤的故事差不多了。也有说婴儿是半夜里自己从窗子里进来的。最像事实的一种说法是：婴儿是母亲的奶（乳峰）里出来的，或奶部的下面出来的，因此母亲便卧病在床[3]。

儿童们有时虽知婴儿由母体内出来，这种知识往往十分模糊，并不准确。例如，在许多文明国家里，他们常把肚脐当做出来的关口。这样一个见解是很自然的，一则因为脐孔是很像一个可以通到里面的关口，再则因为脐眼在平日是毫无用处的。同时他们不容易疑心到阴部，因为在女童的心目中，阴部不过是便溺的关口而已，既有便溺的作用，也就不疑有它（至于男童，自然更不会疑到这一点了）。把脐孔当作产门的见解，不但很普遍，并且很持久，在所谓受教育的阶级里的女子，往往有到了成年还不放弃的；这种女子，一壁既以此种问题为不雅驯，平日不想和已婚的朋友多所讨论。一壁又自以为脐孔之说已足以解释一切，更无寻根究柢的必要；所以很少有机会发现她们的错误。脐孔之说，初看好像没有什么害处，但在成年期内，是很可以发生危险的，因为她们所注意的既是假的关口，那真的关口反而要受忽略，那危险便可从此种忽略而生。在爱尔撒斯地方（Elsass，德法两国交界处地，欧战后归法国），便流行着不少的民间故事，证明青年女子们，因为溺于脐孔之说，以至于未婚前即失贞的，不一而足[4]。

这一类的故事虽多，精神分析学家弗洛伊德却以为儿童们大都不很相信。据他研究的结果，可知儿童们根据了自己平日的观察与思想，另外创立了种种说法来解释婴儿的来到。据他看来，这种说法和原始民族对于世界的由来的说法很有几分相像，往往很聪明，但也总是很不完全的。他在结论里很对的说，这一类的说法，最普通的大约不外三个，第一个，也是三个中最流行的一个，是这样的。男孩子和女孩子在解剖学上实在没有真正的分别；要是一个男孩看见他的小妹妹没有很显著的阴茎，他的解释是妹妹的年岁还不够大，否则便和他自己一样；在妹妹自己也以为这看法是对的。弗氏以为这种看法多少有一些事实的根据，原来在孩提的时期里，女子的阴蒂或阴核相对的见得大些，并且有一些像男子的阴茎。从这一点解剖学上的事实，又产生出两种倾向来。一是成年期内的女子做性梦的时候，有时自以为具备着阴茎。二是凡属有同性恋的倾向的人，便容易把他这种倾向发展出来。第二个说法可以叫做大便说。小孩子一面既也许以为母亲是有阴茎的，一面又不知道有阴道的存在，于是不免疑心到大便所从出的一个关口，以为生产是和大解差不多的一种作用。第三个说法，大概也是三个中比较最不普通的一个，弗氏叫做性交的虐淫说。儿童想起自己的由来问题时，总疑心到他的父亲绝不会完全没有关系。性交和暴力脱不了干系的学说原有一二分真理，但弗氏这个学说究属怎样形成的，我们看不大出来。但无论如何，这说法是并非没有一些依据的。例如，一个儿童和一个同伴打架或角力的时候，往往忽然之间会经验到平生第一次的性的感觉。又如父母居家的时候，有时彼此不免半真半假地做一些含有性的意味的活动，如拥抱亲吻之类，父亲是追逐者、压迫者，母亲是回避者、抗拒者，在此种迎拒挣扎之中，儿童们也不免疑心到性结合与生育的一些底蕴来。弗氏也提到儿童们对于婚姻状态的解释，他发现在儿童心目中，婚姻的状态是一个取消了羞涩的心理的状态；在此种状态中，大家可以面对面小解，或把私处供彼此观看，而不再有什么顾忌。[5]

注释（Endnotes）

1.《入学儿童心理的内容》，（*Contents of Children's Minds on Entering School*），载在1891年6月之《教授学杂志》（*Pedagogiecal Seminary*）。

2.例如德人黑尔曼（G. Herman）所作《性的神话论》（*Sexual-Mythen*），载在《性与社会》第一册第五种，第176页，1906年出版。又如纳客（P. Näcke）所论，见《神经研究简录》（*Neurologische Centralblatt*），第十七号，1907年出版。

3.《冰岛岛民的习惯与信仰》等文（*Islaendischer Brauch und Volksglaube*），1900年《民族学期刊》第二三两种。

4.Anthropophyteia，第三册，第89页。

5.见弗氏所作《论幼儿的性学说》（*Üben Infantile Sexualtheorien*），载在1908年12月出版的《性的问题》（*Sexual Problem*）中。

早年实施性教育之益与缄默政策之害

读了上文种种，可知假若我们不谈性的启蒙问题则已，否则此种启蒙的工作很早就得开始。在文化大开的今日，性的启蒙原早就不该成什么问题的，但在我们西洋人中间，这确乎依然是一个问题。三千五百年前，埃及有一位父亲对他的孩子说："我给了你一个娘，你娘在她的身体里独自负了你许久，一个很重的担子，都是为了你。后来你出了世，她又心甘情愿地继续挑这副担子，你在她的怀抱里，在她的乳头上，足足有三年之久。你的大小便也从来没有叫她打过恶，也没有叫她不耐地说，'我在这里干什么呀？'你上学堂读书的时候，她天天送家里做的面包和啤酒给你的先生吃。你将来结了婚生育孩子的时候，千万要学你的母亲，她这样生你育你，你也这样生育你的孩子。"[1]不想过了三千五百年，这一类的话我们反而不会说了。

我认为这一点是可以无须多说的。性的启蒙工作应于何时开始，或怎样开始，也许成为问题；但是这种启蒙工作的非做不可，非仔细与谨慎做去不可，万不能再把它交给无知识的甚至于居心不良的同伴或仆妇手中，是再也不能怀疑的了。事至今日，谁都渐渐看出没有知识做保障的天真烂漫是有绝大的危险的。

在芝加哥的白特勒博士（G. F. Butler）[2]说：父母所能给的一切慈爱，宗教所能给的一切的良好影响，耳目接触与友朋来往所能给一切修养——也许可以在一刹那之间化为乌有。到那其间，伦理的计较是没有地位的，甚而至于往往连自非的意识都抛向九霄云外，所剩下的不过是马吉利姑娘所说的"真是甜蜜呀"[3]。白氏又说（这话以前另有人说过，例如葛瑞克夫人Mrs. Craik），在基督教徒中间，体格越是细致、感觉越是灵敏的分子，便越容易感到性的情绪。在男孩一方面，李德尔顿（Canon Lyttleton）说得好，我们总是把性的教训、把最中心最神圣的一件事实的教训，交给"心地龌龊的同学、男仆、园丁、或任何早年便受了充分恶浊的影响以至于不能不在这题目上胡乱发言的人"。至于女孩子呢，法国小说家巴尔扎克（Balzac）很早就说过，"一个母亲尽可以用十分严厉的方法训练她的女儿，可以把女儿卫护在她的羽翼之下，到十六七年之久，但是只要仆妇丫鬟一句话，一个手势，就能够把她的苦心孤诣，一笔勾销"。

下流的仆妇在这方面可以有什么一种恶劣的贡献，我以前在我的《性心理研究丛录》第三辑《妇女的性冲动》里，已经有过很详细的叙述，现在不必再说。但此种仆妇虽时常遇见，我们绝不能说她们占仆妇中的大多数。在这点上我不妨加上几句话。例如在德国，肯特博士（Dr. Alfred Kind）最近把他自己的经验记载着说："我在青年居家的时候，虽则仆妇丫鬟们的进退好比四月天的阳光与阵雨一样，我却从来没有从她们那边听见过半句不正当的关于性关系的话；她们和我们小主人中间，始终维持着一种友谊和伴侣的关系。"至于在英国，我也可以把我自己的经验和肯特博士的相提并论。这原是不足为奇的。仆妇丫鬟也是好人家的儿女，发育上也未必有什么缺陷，她们的德操纵然未必能做出什么惊天动地的事，至少她们对于儿童们的天真大率能自然而然的知所尊重，不欲在性的方面去引诱或挑逗他们，同时她们也有一种很自然的了解，以为有性的局势发生的时候，主动的该是男的，而不是女的。有此了解，她们纵然有性的兴趣，也不至冒主动的不韪了。

晚近在稍有知识之辈也稍稍感觉到，毫无知识根据的天真烂漫不但是一种过于脆弱的东西，不值得保留，并且是一种极危险的东西，尤其是对于女子；其危险所在，就正因为它没有知识的依据。古德察尔博士（Dr. F. M. Goodchild）说[4]，"把我们的青年送到大城市里去，在种种诱惑和刺激中间讨生活，同时所给他们的准备，却等于零，好像他们此去，是进天国一般，——真可以说是一件作孽的事了"。在女子一方面，性知识的缺乏，还有一重危险，就是使她们对于别的女子不能有一种有理解的同情。女子对于其他女子所以不能表示一些同情的缘故，往往是因为她们太不明白生命的事实，否则绝不至此。一个很明了这一点的已婚的女子写信给我说："我真不懂，为什么女子在发育的过程中，对于一己以及别的女子的本性，竟会这样的不理会，不过问。她们在几十年里所获得的对于其他女子的了解，还不到一个最平庸的男子在一日之间所得的一半。"我们于事前既不能在性的方面给女子以相当的教育，我们便只好于事后把保护女子以及维持道德的责任一股脑儿推在警察以及其他有维持治安之责的人的身上，真可以说是"不揣其本，而齐其末了"。冒尔不坚持着说么：贞操的真正的问题，绝不在多规定几种法律或多添上几个警察，而在使女子知道性的危险性，从而培植她们在这一方面的责任心[5]。就现状而论，我们一天到晚忙着通过保护儿童的法律，同时也不断地叫巡警随在注意。但是法律与巡警的功用，不论是好是歹，事实上是没有效力的。等到要用到它们，往往已经太迟，他们只会在事后责罚，却不会在事前防杜。所以我们还得在根本上去做些功夫。我们得教育儿童们到一个程度，使他们自成为法律，自成为巡警。我们得给他们相当的知识，使他们能够保护自己的人格[6]。我记得有一个真实的故事。一个女子正在学习游泳，教堂里的牧师听见了很不以为然，认为游水决不是闺阁千金应做的事。她不服气，辩着说，"假若我因事坠水，有淹死的危险，便怎么样？"那牧师说，"那你就应该等着，让有男子来到，把你救起。"在这个故事里，我们就可以看出对付女子的两种不同的得救的方法来，一是旧的，一是新的。从来女子可以陷溺的深坑也不止一个了，但是最危险、最容易坠入的自无过于性的深坑了。刚才所提的新旧两种拯救的方法，究属哪一个好，到此自不言而喻。

在近代的情形之下，我们要寻找反对性教育的重要的议论，已经是不很容易。所以我们如今读到法国写实派小说家杜德（Alphonse Daudet）所说的话，便觉得顽固得可笑。有一次有人在性教育的问题上征求杜氏的意见，杜氏代表着当时一般男子的见地，表示反对。他认为对于男子这是不需要的，因为他们在街上和从报纸上自然会得到一切的知识，无须特地介绍。"至于女子呢——那就绝对不行。我不愿意把生理的事实教给她们。要教的话，我只看见坏处，看不见好处。这些事实是丑得很，对于女子的本性是极不相宜的，她们知道之后，要震惊，要厌恶，要觉得一切理想都是空的，都是骗人的，因而灰心丧志。"这一类的话就无异于说：街道上既经有许多水潭在那里，可以供给任何人做饮料，我们又何必开掘自流井或创办自来水厂呢？和杜氏同时的那位英国诗人，柏德谟（Coventry Patmore），在他那篇《贞洁观念今昔观》的论文里[7]所持的见地恰恰与杜氏的相反，他对于所谓

"不贞洁的病症"很下了几分针砭，并且认为这种病症是从"我们近代不神圣的缄默"中产生出来的。这种不神圣的缄默，恰好就是杜氏所竭力辩护的那种东西。较柏氏略后，俄产而法籍的医学家麦奇尼哥夫（Metchnikoff），也从科学方面申说道德行为绝不能没有知识做依据的道理，并且说，"最不道德的行为要算是知识的缺乏了"，他这一番话尤其是为了女子才说的[8]。

比利时著名的小说家乐蒙念（Camille Lemonnier），在他那本《恋爱中的人》（*L'Homme en Amour*）里，便拿性教育的重要做了一个题目。书中的情节是这样的，一个青年男子，从小就在一个普通所谓循规蹈矩的环境里生长起来，一向把性和裸体一类的事实当做又污秽又可耻的东西。因此，在成年期内，错过了好几次自然的与健全的恋爱的机会，到了最后，竟坠落到一个淫荡的女子怀里，受她的支配宰割，做她淫欲的工具；在他上场以前她已经玩弄过一大串的男子；他实在是最后来填她刀头的一个。乐氏这本书是性教育的一个贡献，他苦口婆心地要人了解性的教育是卫生的、健全的、自然的一种功夫。不幸一九〇一那年，他在勃吕奚（Bruges）地方受了法律的检举。后来虽被判决无罪，但已经很可以反映出近代一般人在这方面的感想了。

注释（Endnotes）

1.阿美利奴：《古埃及人之道德》（Amélineau, *La Morale des Egyptiens*），第64页。

2.《情爱和它的联类》（*Love and Its Affinities*），1899年出版，第83页。

3.兹所云马吉利姑娘，当系一种比较通俗之典称，唯不审究出何书耳。"真是甜蜜呀！"云云，颇类我国小沙弥见老虎之故事。小沙弥自幼即居庙中，未尝越庙门一步，及长，某日因事外出，途中初次遇一妇人，诧为奇事，归而语其师，师曰："若所见为虎，善吃人。"小沙弥曰："美哉此虎！"——译者

4.《费城之淫业》，载在《论战之坛》（*Arena*），1896年三月号。

5.冒尔：《相反的性感觉》（*Konträre Sexualempfindung*），第592页。

6.此种法律与警力的无能为力，向为法界熟知此事者所公认。故维尔搭窪（F. Werthauer）在他那本讲大都市的道德的书（*Sittlichkeitsdelikte der Grosstadt*，1907年）里始终主张做父母的人应负性教育的责任。

7.柏氏尝著一富有艺术价值的书，叫做《诗的宗教》（*Religio Poetae*），此文即为书中之一篇。

8.见麦氏文集《乐观之文集》（*Essais Optimistes*），第420页。

母亲的导师资格

上文所引杜德所表示的一类旧的见地，以为性的事实既龌龊得令人厌恶，又可以使青年人的心灵上起剧烈变动，以至于灰心失望——实在完全是错误的。李德尔顿以为这种事实应该由母亲讲给儿女听，并且根据了经验说："儿女们听这种讲解的时候所表现的那种天然的尊敬之心、那种了解的真切、那种天真细腻的神情，真是一种绝大的启示，教你知道自然的美是没有穷期的，没有涯涘的。我常听见人家讲到童年天真的美有非笔墨所能形容。但是我敢说他们但知其一，不知其二，他们但知天真的美，而不知世间更有美于天真的东西在，那就是把生命、生育，以及儿童们自身来历的奥秘讲给他们听的时候你所得到的一些经验。但是这种审美的权利只有绝少数的开明的父母可以享受得，一般人就谈不上了。就一般的情形而论，我们不但不能给儿女们以适当的知识的准备，并且自己也常把可以多得一些神圣经验的机会轻轻地断送了。"卡本德（Edward Carpenter）也有同样的见地，认为把母子的生物关系打头就讲给儿女听是一件又容易又自然的事。他说："一个在春机发动期内的儿童，因为潜在的情绪的与性的本质逐渐的像花一般的开放出来，是最能够体认性的意义的，并且此种体认的功夫往往很细腻、很能不涉邪念（在今日比较开明的情势之下，儿童尤其是能如此，至少要比他的父母或保护人要高明得多了）；因此，只要教的人能够有相当的同情，他是最肯领教的，他的羞耻之心绝不会因此而受打击。羞耻之心是青年人的一种自然的有价值的保障，原是不该受打击的，但如今只要教得得法，也就不成问题了。"[1]

近年以来，舆论已大有变动，比较开明些的社会领袖大都承认性知识的教育不应仅仅施于男童，亦应施于女童。不多几年以前，有人把欧美各国各界男女领袖在这方面的意见收集在一起[2]，发现真正反对这一层见地的只有两位（犹太教牧师亚德雷Adler与林顿夫人Mrs. Lynn Lynton），而赞成的却有法著作家亚当夫人（Mme Adam）、名诗人哈代（Thomas Hardy）、英国小说家白桑爵士（Sir Walter Besant）、丹麦戏剧家边恩孙（Bjoernson）、英国小说家开殷（Hall Caine）、作家格兰特女士（Sarah Grand）、退化论者诺杜（Nordau）、英节制运动家桑木赛爵士夫人（Lady Henry Somerset）、奥国小说家苏德纳子爵夫人（Baroness von

Suttner）和美国节制运动者魏拉特女士（Frances Willard）。女权运动的领袖们，不用说，自然是在赞成的一方面的。一九〇五年，德国妇女保护协会（Bund für Mutterschutz）在柏林开会的时候，便全体通过了一个议决案，认为早年的性教育是绝对不可少的，当投票之际，几乎没有一张是反对票。至于医学界的分子，也不用说，很早就赞成这种启蒙的工作[3]。例如英国《医学杂志》（*British Medical Journal*）在一八九四年六月九日的那一期的社论里便说："大多数的医学界中人，假如要在这时代里在这一方面得到人家的信仰，但须翻一翻记忆的旧账，把以前因为知识的缺乏而产生过悲剧的女子举几个例出来，要不是为了这些悲剧，我们简直可以很无情地说，这种知识的缺乏可以令人发一大噱。要是青年男女对于性的关系以及选择配偶的重要，能够得到一些必要的认识，我们以为人世间定可以减少不少的悲哀与疾病。这种知识不一定是龌龊的，即使真正龌龊的话，至少要比因为没有知识而产生的胡思乱想要龌龊得好一些。"再如美国医学会（American Medical Association）有一次开年会的时候，芝加哥的刘易斯博士（Dr. Denslow Lewis）也长篇大论地申说青年男女性卫生性教育的重要；刘氏以后的九位讲员，就中有好几位是举世闻名的医师，也都异口同声地赞助这种主张[4]。又如，霍华德（G. E. Howard）在他那部巨著《婚姻制度史》的结尾里也认为要根本解决婚姻问题，性的教育是万不可不讲的。他说，"在未来的教育设施里，性的问题一定得占很有荣誉的地位"[5]。

读上文种种，可知对于性教育的重要，在理智的认识一方面，已经是很普遍。但这种认识已经变成实际的措施与否，却是另一问题。也有不少的人一面虽承认性教育的不可不讲求，一面对于施教的年龄，却又踌躇不决。观察他们的态度，好像他们的内心始终以为性是一种不祥之物，因此，性教育无非是一件不可避免的恶事，虽不能不做，至少是越迟越好。这种态度可以说是完全错误的。一个儿童对于它自身的由来，要求相当的了解，这种要求是极其自然的、诚实的，也是毫无危险的，只要做长辈的不加以遏止而使折入歧途罢了。一个四岁的小孩子也许就会很自然地单纯地提出些问题来。这种问题一经提出，尤其是在再三提过以后，我们以为便应立刻答复，答复的态度要同样的自然与单纯，并且还要真实，不应有一句哄骗的话，至于答复的内容，应周密到何种程度，那便须看儿童的智力与成熟的程度而定，未可一概而论。这便可以说是初期的性教育，这初期的来到，早则四岁，迟则六岁，不应迟至六岁以后，要是做父母的真正留心的话，也不会迟至六岁以后。六岁以后，无论保护得怎样周到，总免不了外来的濡染了。至于男女两性在这一方面的分别，冒尔以为不论在哪一个时期里施教，女的总该比男的早一些；这分别是合理的，因为在春机发动期以前的发育，女的要比男的早。

性教育的要素，既须于孩提期内相机授予，那么，做教员的应该是谁，便不言而喻了。这个权利无论如何是应该属于做母亲的，也当然不成问题。除了从小就失恃或与家庭分开的小孩以外，也唯有做母亲的才有自然的机会来接受和答复这一类的问题。就寻常的形势而论，做母亲的无须乎先发动。一个小孩子的智力和好奇心自然会发展，发展到相当程度以后，自然会供给许多的机会。使她的慈爱之心与循循善诱的能力有用武之地。她也无须乎有什么专门知识的准备。只要她对于母子之间生物关系的纯洁与尊严，有绝对的信仰，谈话的时候，能温存，能坦白，不作忸怩之态，不说哄骗的话，就行。只要这些条件都能具备，任何母亲都可以说已经有了充分的准备，不怕不能应付她儿女的需要了。

各先进国最有权威的学者，不论是男是女，现在似乎都已经承认，母子生理关系的事实应该由做母亲的相机讲给子女听，所谓相机，就是指一经儿女开始发问，便须答复。例如冒尔在德国便曾经再三这样地立论；他始终以为性教育是私人与个人的事务；在学校里面，学生如有手淫等习惯，也不宜由当局向大众或个人发出警告（但冒氏认为在学生年长以后，对于花柳病的警告与训海是应该的）；冒氏以为唯有做母亲的才配传授这种切身的知识，同时也以为此种传授的工作的开始，可以不拘年龄，但须所授的内容与儿童的年龄相称，便不成问题[6]。

德国消灭花柳病会（German Societv for Combating Venereal

Disease）在满海姆（Mannheim）举行会议的时候，曾经采取性的教育为唯一的讨论题目，当时大多数的意见，也主张由母亲从早下手。葛罗根堡夫人（Frau Krukenberg）在会场上说："以前小孩子所往往不能有的对于性的了解，理应由母亲负责供给，这一层做到了，我们再说别的。"[7]有一位教师叫做恩德林（Max Enderlin）的也在这会议里说："一些初步的解释理应由母亲供给，因为儿童最初也最自然地找到而问到的人便是她，不是别人。"[8]又如在英国，李德尔顿说，母亲对于儿子在性的启蒙与性的保护两方面的责任是极端的重要的，并且此种责任便应及早负起[9]。李氏是英国公立学校校长中间有数的人物，他在这方面的言论一向以干脆清切见称，值得我们的注意。另有一位校长，柏特莱（J. H. Badley）也承认母亲的一份工作应在任何人之先[10]。诺士柯德（Norlthcote）也以为在这一件工作上，父母的责任是最基础的，至于家医与教师的责任，乃是后来的事[11]。在美国也是如此。阿伦夫人（Dr. Mary Wood Allen）主张只要小孩子一有问题，做母亲的便该讲给他听，最初发问的年龄大概是四岁，做母亲的不应以其年岁太小而恝置不理。夫人一面叙述此种讲解的方法，一面又举例以示只要讲解得法，便可以增加母子间的感情与信任[12]。

　　研究性教育的人中间，也有少数认为此种教育的开始应在十岁以后，不应过早。我们很不以为然。因为十岁或甚至十岁以后，便发生一种困难。就是，讲解的时候一定不及早年的那样自然，也不能再用简单的语意。同时儿女的身材日就高大，几与成人无大分别，做母亲的也不免觉得难于启齿，要是从小讲惯了的，自然是不成问题，但若是第一次，那真是不好开口。既不容易开口，或自审开口以后，说得不好，或说了不能发人深省，她也许索性完全不说，以不了了之。这样一来的结果，性的事实便依然是一种神秘的东西，让儿女们自己去暗中摸索，于是种种令人难堪与误入歧途的经验又在所不可免了。

把性教育开始的年份展迟，是有害无益的，我们可以从另一方面看到。一个儿童的性的冲动，虽很模糊不清，却往往紧紧追着，驱遣不开；对于这种儿童，尤其是对于其中比较聪明些的，你越是把性的事实遮遮掩掩，他越要窥探，结果可以产生一种病态的性的好奇心理，寻至比较平淡的事实不足以餍其欲壑。这是很早就有人承认的事实。在十九世纪的初年，白都士医师（Dr. Beddoes）就说过："我们用尽法子来减少男女儿童对于彼此形态上的好奇心，但总是空的。无论做家长怎样的讳莫如深，也无论他们用什么转弯的方法，把这本小说藏过，把那本笔记放开，总不能把儿童们这一类的好奇心压一个透不出气。全部人类的思想史里，离奇诡变的部分亦不为不多了，但什么都比不上青年男女在这一方面所用的种种出奇制胜的心思，任你用天大的秘密，他们总有法子来刺探。只要他们自己刺探到什么，那刺探到的东西，对于他们的想像，便无异火上添了油一般，越发不可收拾。"[13]卡衡（Kaan）在最早的一本专论性的病态的书里，也把隐讳认作性的精神病的一个因缘。马罗（Marro）也说隐讳非徒无益，而又害之，因为越是遮掩，越容易集中人家的视线[14]。荷兰名作家墨尔达陀利（Multatuli），在他的书信中间，有一次也提到隐讳的危害，认为隐讳反足以增加儿童的好奇心，并且指出因掩饰而造成的知识的缺乏不特不能保全儿童的纯洁，反足以促进他们的胡思乱想，使愈益的畸形化。（弗洛伊德曾经引用这一番话，并且加以赞许。）阿伦夫人也曾为此向一般的母亲下一忠告，以为千万不应让遮遮掩掩、教人难堪的神情在性的事实上表现出来[15]。她说："要是一个教师，在答复这一类问题的时候，怕难为情，那他就不配做教师，因为那种怕难为情的神情有一种潜移默化的力量，使儿童们感觉到一件好东西受了糟蹋一般的不愉快。这种不愉快的感觉不但要不得，并且是很可以免去的，只要做教师的对于性的纯洁，能够先自认识一番。"她又接着说："生死同样是生命的大关口，讲起死，我们就有一种庄严肃冒之感，何以讲起生来，便不怎样？难道生命的取消反要比生命的产生来得严重么？"瑞丘蒙夫人（Mrs. Ennis Richmond）写过一本关于母教的书，中间说了不少的有道理有经验的话，有一段说："我要三令五申地说，我们对于身体某部分所守的秘密实在是儿童思想中危险成分之所由来。从很小的年岁起，大人就告诉他们说，这部分是神秘的，不但神秘，并且是龌龊的，那神秘就从这齷齪中来。"因此，小孩子对于这部分，是没有什么名字的。有时你要提到它的时候，你总是吞吞吐吐地低着脖子说"你那你不应当谈到的小部分"，或其他类似的语气。所以如今我们谈起性的知识，第一你的孩子对于这部分的身体和它的生理作用得有一套便于引用的名字，第二得教他听惯这些名字，也知道自己使用它们，目的要使他很自然地公开地习惯这些名字，好比他习惯耳目手足一类的名字一样。这种说法，因为社会的风尚关系，不能在公众地方通行，但至少你可以在保抱期内，把这种风尚打破，要知道在这期限以内，这种风尚是有百害而无一利的。你的孩子，在公众地方，或在客人面前，有时不免信口地说出你认为不好听或难为情的话或字眼，照寻常而论，你原可以很方便告诉他说："孩子，我对你说，你这话可以对你爹爹讲，也可以对我讲，但因为各种的理由，在客人面前，人家总是不讲起这一类东西的。"你以后可不要如此，让你的孩子去说好了，不要阻止他（假如你的客人要吓一跳的话，也只好让他去）[16]。性固然终究是一个神秘的东西，但是瑞夫人也曾经很对地说："生殖与生产的真正的神秘与通俗的那种鬼鬼祟祟的神秘实在有天壤之别，不可以不辨。"

至于生殖与便溺的器官和他们的作用应该用什么名字来明白指出，也确乎是有些问题。在这些地方，我以为每一个母亲只有用她自己的聪明，参照她所处的社会环境与背景，斟酌办理。

我以前在另一个地方讨论"害羞心理的演化"时，曾经提过，在这些地方，人类大都喜欢采用种种新的好听的名词。英文中有许多旧的与简单的名词，在大诗人乔叟（Chaucer）引用的时候还是很正当很自然的，但后来就被俗人认做泥淖中的东西、不足以登大雅之堂。但事实上他们却是毫无疑义的最雅驯的一些名词，并且就字的来源而论，也是最庄严最达意的。所以近来有许多人主张把他们从泥淖中拯救出来，把它们原有的庄严的意义教给儿童们。有一位医界的朋友写信告诉我，他总是对他的儿女们说，那些关于性的粗俗的名词实在是很美的古字，所以我们只要认识得正确，我们绝不会把它们当作开玩笑的资料。它们既很单纯简洁，又很庄严稳重，确乎能够把生命的中坚的事实传达出来，只有那些最低级的鄙俚不堪的人才会把它们看做淫秽的事物，因而资为笑乐。有一位美国的科学家对此也有同样的见地，他曾经私自不出名地编印过几本关于性问题的小册子，在这些小册子里他就通体很不客气采用这些古雅的简单的名字。我以为这是我们应该追寻的理想，固然我们也承认在今日之下要达到这种理想，也有很显明的困难。但无论如何，做母亲的应该在这方面有充分的准备，对于儿童随时要提到或问到的那些身体的部分与其生理作用，应该都有正确的名词，而废弃模糊暗射的名词不用。

注释（Endnotes）

1.《爱的成年》（*Love's Coming of Age*），原书，第9页。

2.见《知识之树》（*The Tree of Knowledge*）一文，载在1894年6月之《过眼新录》（*New Review*）杂志。

3.《母道的保护》（*Mutterschutz*），1905年，第二小册，第91页。

4.1903年6月至9月之《法医杂志》（*Medico-Legal Journal*）。

5.见霍氏所著《婚姻制度史》（*History of Matrimonial Institutions*），第三册，第257页。

6.同本书"性冲动的早熟的表现"注10所引书，第264页。

7.《母亲之责任》（*Die Aufgabe der Mutter*），载在《性教育学》（*Sexualpädagogik*），第13页。

8.同注7所引书，第35页，但另为一文，曰《民众学校中的性问题》（*Die Sexualle Frage in die Volksschule*）。

9.《母与子》（*Mothers and Sons*），第99页。

10.《性的难题》（*The Sex Difficulty*），载在1904年6月之《广识杂志》（*Broad Views*）。

11.《基督教与性问题》（*Christianity and Sex Problems*），初版，第25页。

12.《儿女的信托与其酬报》（*Child-Confidence Rewarded*）及其他

小册。

13.《卫生论》（*Hygeia*）1802年出版，第三册，第59页。

14.《春期论》（*La Pubertà*），第299页。

15.同注12所引小册，第5页。

16.《童年》（*Boyhood*），第60页。

造作的神秘与其恶劣影响

我们有时候听见人家说，在这样幼小的时候，我们不应该把生命由来的真事实讲解给儿童们听，无论你讲解得怎样简单，总是不相宜的，最好是采用神仙故事的方法，把真事实用象征的事物表达出来。我们绝对不赞成这个办法。神仙故事在儿童教育里有重要的地位，可以激发儿童的想象力，我们是充分承认的。此种故事对于儿童有真切的价值，是儿童的理智的养料，没有了就要感受饥荒；在幼小的时候不供给他这一类的养料，那就是对不起儿童，并且以后再也不能希望有什么方法可以补救，这些我们都承认。但是，性的事实却不能用作神仙故事的材料。这其间有两层理由，第一是性的事实太真实，太关紧要，即在童年，亦有丝毫不能假借处；第二是性的事实本身原是极神奇的，其引人入胜的能力，其足以激发儿童的想象力，并不在普通一般神仙故事之下。

　　即使说上文所提的几个理由不能成立，我们至少还有一个最坚决的理由来反对用神仙故事的方法来传授性的事实。真正以慈爱为怀而明白母教的重要的母亲，看到了这层理由，便不再会有什么怀疑。这理由就是无论你把那神仙故事讲得怎样天花乱坠，你的小孩子不久便会因一己的聪明或别人的告语，而发现你撒了一个大谎；他问的原是关于他的经验里一点简单的事实，你答的却是一派神话，不就等于撒谎么？你越说得天花乱坠，便越见得那谎的大。从此以后，母亲对于他在这一类事故上的一些好影响一定会烟消云散，再也收不回来。小孩子是最怕上当的，他一次受了别人的欺骗，再也不愿意有第二次的尝试，以自讨没趣。他以为性的疑问既得不到直截爽快的答复，足见这种疑问原是不该提出的，提出而受别人的冷待，岂不是一种羞辱？从此以后，关于这一类的事故他绝不再向他的母亲提什么问题，他已经不能再信任她；一样要讲性的"神仙故事"，他以后自己也会学得讲，不必再劳母亲的驾。他当初向他的母亲发问的时候，原是出乎十分信托的心理，可是她的答复却出乎一种提防的心理；这样不能推心置腹的一个母亲，费尔德女士（Henriette Fuerth）说得好，是要自贻伊戚的，她迟早会看见"她儿子对她的情爱与信仰生生的被一个街头巷尾没有多少家教的孩子偷了去"。假若做母亲的到此境地还不知幡然变计，依然把那些无聊的故事来搪塞，结果，于失却信仰与情爱之外，更可以引起儿女们对她瞧不起的心理。儿女们早就在街头巷尾捡得了一些真相，你却还在那里说梦话，又怎样叫他们瞧得起你呢？（冒尔在这方面曾经举过一个真实的例子。）没有眼光的母亲，起初认定了儿女们的天真烂漫，以为他们不会受外界的濡染，因此自己不加努力，后来总有一天忽然发现儿女们对她的感情大非昔比，遇有难题的时候，也不再向她求助，因此贻终身之戚的——所在而是。谈起信托这一点，原应该由母亲发端的；凡是不信托他们母亲的那些儿童总有一个缘故的，那缘故便是当初坐在母亲怀里的时候，多少上过一些当。

母亲的责任

母亲对于儿女们早年所施的性的启蒙教育是不会专门的，也不应该专门的。她应该知道这是她的义务，也是她的权利，来做这一件事。也应该知道这种教育的性质是一种私人的与亲密的启发，而不是一种正式的指导。做母亲的固然自己先得受些教育[1]，但这种教育的重心并不在专门的知识的增加，而在她的慈爱和见识的培养；在这最初的时期里她所需要的科学事实是很简单的。她的主要的任务是把她的儿女和她自己的密切的关系很明白地让他们知道，同时也应该把世间许多小的生物和它们的母亲的关系，分别叙述清楚，做一种陪衬；她又可以把这许多母子关系的事实，用卵的观念概括起来。卵是一个固体的原始所采取的最基本最简单的方式；卵的概念——包括植物种子在内——不但对人适用，对世间一切动物植物也都适用。在这初期的解释里面，父子的关系还牵涉不到，不妨留作第二步的材料，或至少应该让子女发问到它的时候，再替他们说明。

除了他自己的由来问题以外，儿童对于他自身的性器官以及父母兄弟姊妹的性器官，也时常表示相当的兴趣，不过在他看来，这些不过是专作便溺用的器官罢了。做母亲的，到此便不妨用很简单很自然的语气来满足他的简单与自然的一点好奇心，她不妨很老实、很不含糊的把这些器官的名字叫出来，至于这些名字应该是通俗些的呢，还是不普通的呢，她不妨审情度势，斟酌办理。这样一来，做母亲的无异间接的打头就筑成一道提防，使儿女们年事稍长以后，不至于接受那些伪善的性的见解。同时她也可以于不知不觉之间，使儿女们对于自己的性器官逐渐养成一种敬而远之的态度，和不敢狎玩的习惯。这样，儿女们因母亲的循循善教，一壁既了解自身生命的由来，一壁又明白生殖器官的功用，无论他们所了解与明白的是怎样粗浅，至少他们已经走上性知识与性卫生的大道，前途正常的发展是已经比较有把握的了。

这样一个能够以真诚和儿女相见的母亲是有很光明的前途的。再加上一些聪明、一些随机应变的能力，她便会永久维持儿女们对她的信任，一直到春机发动的时期，甚至于到那难关重重的成年期以内。但就今日的文化组织而论，她的狭义的教育家的任务，在春机发动期来到的前后，便可以告一结束。到那时候，儿女们所需要的性知识宜乎比较以前为专门，更应比较以前为客观化，完全无须再用母子的关系等等做参考；这种知识的供给，普通该是学校的责任。

那个伟大而同时却有些不可捉摸的教育家巴泽多（Basedow），真不愧为卢梭的弟子，他是一个性教育的先进，他在学理上和实验上都有过几分贡献，他所施教的范围以十岁和十岁以上的儿童为限。在他那本大著作叫做《基本学程》（Elementarwerk）里，他也坚持这个题目的重要。他说，小孩子有问题的时候，应该据实答复，同时也应该教导他们，切不可把神圣的性的关系当做开玩笑的资料。胎产的图画，应该给他们看；不规则的性行为的危险，也应该打头就解释给他们听。更应当把他们领到医院里去，让他们目睹花柳病的种种恶果。巴氏也知道他这种书本里的主张和他实地的教授工作可以教许多父母与教员神经上受莫大的震撼，但是，他说，这些人见了基督教的《圣经》，便该受些震撼[2]。总之，巴氏是太过超越他自己的时代了，不但是他自己的时代，并且还超越了我们的时代，所以当时的影响既不大，他死后也并没有几个继起的人。

比巴氏较迟的，又有一位著名的英国医生，就是白都士（Thomas Beddoes）；他也用公开演讲和展览图解的方法，来推广性的知识。在他一八〇二年出版的那本《卫生论》里（Hygeia第一册第四篇）他揭穿普通那种见地的不合情理，他以为世俗之见，一面要人家不做伤风败俗之事，一面却又把性的事实瞒在鼓里，实在是一大矛盾；他说"聪明的操守和盲目的无知绝不能存在同一的胸襟里。"他在那本书里也很详细地讨论到手淫和性教育的需要。生物界的种种现象，他认为大可以用演讲的方法，让大家知道，并且据他自己的经验，听讲的时候，尽可以让男女共同入座，绝不会发生什么有碍观听的事。在他自己的经验里，他又发现植物、两栖类、母鸡与卵、人体解剖的图说、各种疾病、甚至于真的病的表现，对于性的教育，都是有帮助的。一个小孩子对于性差异的知识，如能从解剖的题材方面得到，他认为是很适当的；所以他以为解剖室是施教的良好场所，因为死的尊严可以留下一种很深刻的印象，使儿童们可以把病态的性的伪善的观念彻底地打消。但关于最后这一点，我们不用说，白氏并没有找到许多赞成和提倡的人；我们只要想起儿童们的锐敏的感觉，就觉得这种印象是很不相宜的，同时我们也觉得并没有把死人抬出来的必要；生的尊严不是和死的尊严一样的可以感人很深么？

注释（Endnotes）

1.吉馁斯（E. L. Keyes）说："父母要知道怎样把性知识传授给子女，自己先得受相当的教育，而此种父母教育便应该从他们自己做儿童的时候开始。"见《性的教育》一文（*Education upon Sexual Matters*），载在1906年2月10日《纽约医学杂志》（*New York Medical Journal*）。

2.此方面的参考物不止一种，例如平洛希之《十八世纪德国教育之改造：巴西道与慈善主义》（Pinloche, *La Réforme de l'Education en Allemagne au dix-huitième siècle: Basedow et le Philanthropinisme*），第125、256、260、272页。

学校中的性教育

至于学校在这方面的责任，近年以来也很有人提倡，其中尤以李希纽士加女士（原名及作品见前）为最有力最能干。她对于儿童教育和儿童的生活以及他们的家庭环境，有过三十年的经验，所以说来头头是道。她说在今日大批民众的家庭生活中间，到处可以遇见很粗率的性的事实，儿童耳濡目染，日久视为当然，但是比较纯洁的与开明的介绍，便可以说是绝无机会，原因自然是在父母的知识缺乏与道德能力的薄弱。在这种形势之下，她以为性教育的责任，大部分自然应该由学校负去，并且这种责任也是和近代文明文治的趋势完全符合的。她主张一种分期教授的方法，对于第五年级或第六年级的儿童，应该借重图案之法，让他们知道高等哺乳动物的性器官的形态与功能，取材应以牡牛与牝牛为上。所谓功能，胎产的事实自然也包括在内。这一部分教过以后，教员就可以很容易地过渡到人的一方面，他不妨轻描淡写地说："小孩子在母亲肚子里长大，就好比小牛在母牛肚子里长大一样。"

李女士这一番议论，自不容易否认的，她所提出的那种教授法，也似乎是和现代文明所进行的路，很相符合。她那种教法是正式的、冷静的、不牵涉到个人的；她并不把性的事实特别提出来教，却把它当做自然历史的一部分教。这种教法，仅仅在知识一方面，可以补母亲所教的不足，但同时倒也不会把母子间或母女间早就培养成功的那种信托和亲密的关系给打消。这种信托和亲密的性知识的启发，我们上文已经讨论过，虽不能望于今日没有受过多大教育的大众，终究是最妥当的办法；白氏所提的方法虽妥善，却不能取而代之。

生理学的基础知识的教授，在将来大约不免以学校为最相宜，但在目前确乎还行不通，尤其是要是这种基础知识里要包括性与生殖的一部分，而不像以前那般把人当做一种没有性的动物的话。一个教育程度低下而粗劣的社会可以说是老在一个恶圈子里兜着。这样一个社会中的分子从小就受了一种教育，认为性的事物是肮脏的；他们长成了和自己有了孩子以后，自然也竭力反对孩子们在这方面得到什么认识。一个学校教员处此境地，想有所作为，不用说是万分困难的；假若这个社会是一个比较民本的社会，谁都有出头说话的机会与权利，那就不但困难，简直是完全不行了。所以在最近的将来，我们不能希望把性的生理介绍到学校里去，就是把它当做一般生理学的一部分来介绍，不另立课目，也还有绝大的阻碍。性的生理原应该这样介绍的，但无奈即此还行不通啊！

植物学与动物学的价值

但在学校以内，至少植物的生理学是可以全盘教授的。反对教动物生理的空气虽浓厚，并不影响到植物生理的课程。所以我们以为在春机发动期以前的青年，应该在这方面取得一些知识。这至少有两层理由。第一，植物对于性现象的初步，表现得最赤裸，也最扼要；对于性的性质、由来、和意义，表现得也最清楚，一点也不含糊。第二，教员讲解的时候，不管学生是男是女，是多大年岁，尽可以坦白地说去，不受什么抑止，因为在今日之下，大家对于植物的性现象，至少已经能不以为忤。同时做教员的还有一点便宜，就是他对于植物性作用的美丽与富有诗意可以尽量地指点出来。动物的性作用又何尝不是同样的美，只可惜我们平日粗劣的习惯、陈腐的教育、伪善的联想作用早把我们的心地给弄糟了，在教的人既不易开口，在受教的人也不容易入耳。从植物的性现象到低等动物的性现象，相差不过一间，过渡是不难的，教员可以斟酌办理。

距今一百五十年前，便有一位教育界先辈查尔兹曼（Salzmann）主张实施儿童性教育的时候，应先授植物学，继以动物学。以植物学为初步的方法，到现在已经很普遍的有人提倡，例如马罗（Marro）[1]，又如胡德墨诺（J. Hudrey-Menos）[2]。桑墨（Rudolf Sommer）在一篇论文里[3]也主张从简单的自然历史知识入手；他说："性教育的初步的机会真是不一而足，讲神仙故事的时候，乡间散步的时候，一个水果、一个鸡蛋、农夫的下种、鸟儿的筑巢——哪一个不是大好的机会？"李德尔顿也主张同一的方法，并且特别申说母子间彼此信托的必要；他说："关于动物界的性现象，如须参考到，应以儿童一般的知识程度为限，不宜急进，目的在使儿童对于此种知识，认为是一般知识的一部分，而并不是分立的或隔离的；但无论如何，最关紧要的一点是随时应注意到儿童对于母亲的情感和那种因母子关系而产生的一种天然的敬意。"同时又说，无论这样见得困难，父和子的关系也应该和儿女们一视同仁地讲解明白[4]。基士（Keyes）也主张从植物的性事实入手，其次为昆虫及其他下等动物，由此递进，以至于人类；这样循序渐进地做去，便可以免除那种不健全的神秘的意味[5]。瑞丘蒙夫人（原名见前）以为儿童应该有机会到乡间村庄上去居住一时，因为在那里不但对于自然界的一般的事实可以认识，对于普通不容易用言语来讲解的动物的性事实，也可以直接观察得到[6]。卡瑞因夫人（Karina Karin）有一次把她和她九岁的儿子几次谈话的一部分的结果记下来，也说他的儿子最初发问的时候，她也用植物做教材，后来用鱼用鸟，最后才讲到人类怀胎的事实，把一本产科必备的书所载胎孕的图画给他看[7]。德国拒梅毒大会有一次开特别会，以性教育为总目，许多演讲员也再三主张此种教育应从植物的现象入手[8]。

自然历史的过程，从植物到低等动物，再从低等动物引到人类的解剖与生理，是很单纯也很自然的。在春机发动期以前教授这一类的事实，大约不会十分详细。但无论详略，性是每一种课目中必然有的一部分，所以无论所授为男童或女童，都不应该故意把它剔出不教。以前有许多完全不讲生殖系统的生理教科书应该早就束之高阁，不再采用。睾丸的性质和分泌、卵巢和月经的功能、代谢作用与泌尿作用的意义等等，不等春机发动来到，无论男女儿童，都应该明白一个大要。

注释（Endnotes）

1.同本书"母亲的导师资格"一节注14所引书，第300页。

2.《教育中之性问题》（*La Question du Sexe dans L'Education*），载1895年6月之《社会主义杂志》（*Revue Socialiste*）。

3.《女子教育欤？人格培养欤？》，载在《性与社会》第一年，第三小册。

4.《性的法则与儿童的训育》（*Training of the Young in Laws of Sex*），第74页以下。

5.1905年2月10日之《纽约医学杂志》（*New York Medical Journal*）。

6.同本书"母亲的导师资格"一节注16所引书，第62页。

7.《儿童自觉的贞洁与其教法》（*Wie erzieht man ein Kind zur wissenden Keuschheit*），见注3所引书，第四小册。

8.同本书"母亲的导师资格"一节注7所引书，尤其第36、47、67页为重要。

对于女子性生活应有的态度

五六十年以前，女子的性的生活所以受父母与教师的忽略，原因是在上文已经提过的那种虚伪的羞恶心理；到了今日，女子教育的观念既经大变，宜乎是不再受忽略了，事实上却也不然，不过所以忽略的理由却也跟了发生变迁，就是说，女子对于生理的生活应该像男子一般的超脱与不受拘泥牵制。既要超脱，既不愿意受牵制，性的题目自然也在不闻不问之列了。时代既变，情形亦既变，而大家对于女子性生活的漠不关心与置若罔闻却没有变，足证前后所提出的所以忽略的理由无非是一些所谓好理由，说来见得漂亮，听去可以自圆，而不是真理由，真理由还是知识的缺乏。所以性的知识发达以后，目前足以在幼年时代便破坏女性以至于母性的健全的一些坏习惯可以逐渐消除，至少，月经与摄生的关系那一点可以充分地受人了解。但这还是一些前途的希望，若就现状而论，则所见无非是一些很惨痛的事实：一方面，经期腹痛、经期不正、甚至于停经闭经的青年女子或妇女，几于到处皆是；另一方面，先天原来很健全的女子，因为在发育初期、月经初到的年龄里，在日常生活方面不知善自调节休养，以至于引起巨大与永久的损伤的，也随时可以遇见。医学界的领袖，无论是男是女，对于这一点的观察，可以说几乎是完全一致，没有例外。几年以前，有一位女医学家雅各比夫人（Dr. Mary Putnam Jacobi）还写了一本专书，叫做《妇女的休息问题》（*The Question of Rest for Women*）。她在那本书里有这样的一个结论，她说"普通健康"的女子可以让月经自来自去，不必管它，但同时她也承认女子之中有百分之四十六是算不得"普通健康"的。百人中够不上普通健康的多至四十六人，即几乎等于半数，我们也就未便等闲相视了。在学校或业务中的女子，对于一种工作或一种游戏，往往热心过火，以致不计利害，把一己的健康作孤注之一掷。但做教员的人，对于青春期内休息与将护的重要，已逐渐能一致地承认，并且慢慢地也觉感到，要是最初行经的一年之内，一个女子能善自调节，虽有工作，也不过于奋勉的话，不但于健康有益，即就教育的效率而论，也并不是一个失着。这些都是很好的现象，所以再过一时，大家对于性的知识日益增进，对于旧的成见，日益放弃以后，我们就不难希望女子们可以从传统的虚伪的文化里解放出来，不再像以前那般把个人生活中最可以自豪的一方面引为奇辱大耻，从而加以粉饰遮掩；要知在健全的原始民族里，性与生殖始终是一件很坦白荣誉的事。美国心理学与教育界前辈霍尔（Stanley Hall）在他那本巨细不遗的名著《成人期》（*Adolescence*）里也同样地希望着这解放的一天，他有一段很可以教我们欢欣鼓舞的话，说："我们应当教女子们知道，这月经的作用不但不是一种耻辱，而是一种值得尊敬的事物，从而加以提携将护，在最初几年以内，尤宜以时休息，务使循着安全与正常的路径走去，至可以稳健地成立为止。要是世间再有比我们高的本体，如神仙之类，能在上面鉴临我们，好比我们鉴临花草一般，那么女子月经初到的几年，便无异一棵植物开着花的几个钟头，是最美丽最有趣不过的。将来对于个人的知识比较发达以后，女子在这时期里，一定会特别地尊重自己，不妄自菲薄作践。野蛮民族名为野蛮，却很能尊重这个时期，并且因此而对于女子能肃然兴畏敬的心态。前途也许会有这么一天：我们因为女子的缘故，将更改我们分岁时的方法，对于男子，我们依旧保留那星期或来复的作息的办法，但对于女子，则不妨把四个来复的休憩日子合作一大来复，可以连上休息四天。有一天女子们真能为她们的权利抗争的话，她们一定会把这一层做一个起点，并且要一反以前的心理，把男子教她们自认为耻辱的这件事认为一桩荣誉。目前流行的所谓妇女解放运动里，那一班领袖们便不明此理；以前男子看做是女子身上的一件奇耻，她们也竟依样画葫芦地看做一件耻辱，并且比一般她们所要劝导的女子还要看得厉害，名为解放，实同变本加厉的陷溺，天下伤心之事更有甚于此的么？"[1]

霍氏这一番至理名言真是颠扑不破。也许近年以来，情形已稍稍比以前为开明，但即就前数年而论，霍氏所引为可以长叹息的事真是百喙莫辞。所谓女权运动的领袖往往就是出卖女权的人。她们所采取的一些理想，原是男人的理想，她们敝舌焦唇以劝告别的女子的，无非是要她们做一些第二级的男子；以女学男，画虎不成反类犬，自然是只好屈居第二级了；她们对大众宣告说，凡是健康的、天然的女子是不用管月经作用的来到的。这真是以真作假、以假作真的见地。恩格尔曼说："这些女权运动的领袖口口声声说，在自然状态之下，女子的体格是和男子的相平等的，又时常喜欢引原始民族与野蛮民族的女子做一个证据。不错。但同时她们也知道野蛮民族怎样地了解女子体格上那种有时期性的特点么？她们也知道在这种时代里野蛮民族里的男子怎样细心保护他们的女子么？我相信她们并不知道。月经可以说是女性生活一种高潮，潮来的时候，女子应受特殊的保护，使丝毫不受毁损——这原是凡属去自然未远的任何民族所能领会与见诸行事的一点；他们的宗教生活虽简陋，但是对于可以使女子在经期中得到休息的宗教习惯，却是最牢不可破。"我以为普天之下，唯有在白种人中间，可以找到很普遍的因为不注意性的健康而引起的女性病废现象，也唯有在白种人中间，才会发生目下这种因噎废食的现象。以前女子之所以深居简出，名为是宗教习惯所养成，实际上最初却出诸月经作用的要求，如今主持女权的人不明此理，以为宗教习惯一经改变以后，深居简出的生活便可以完全推翻，岂不是正合着因噎废食的一句老话？[2]

注释（Endnotes）

1.见《成年》一书，上册，第511页。几十年以前，1875那年，有一位克拉克博士，在他的《教育中的性问题》一书（Dr. Clarke, *Sex in Education*）中，谈到经期休息的必要，便时常引起了一番很剧烈的非难。这在今日，便已不会再发生，因为大家对于女子的特殊的生理情形与其可能的危险，已经逐渐地明白了解。

2.欲知经期中身心现象的详细情形，可参看作者所著的《男与女》（*Man and Woman*），第十一章。至原始民族对于月经的观念，则作者的《性心理研究丛录》的第一集里（附录甲），也有一番短短的讨论；而比较详细的，则可以查看弗瑞泽尔的《金枝》一书（J. G. Frazer, *The Golden Bough*）。经期隔离的风俗，流行极广，事实也极多，可参看普洛士与巴德尔士合著的《妇女》（Ploss 与 Bartels, *Das Weib*）。至陶瑞斯海峡群岛的女子在春机发动期内的隔离，则色立格曼（Seligmann）曾经有过一番特别的研究，见《陶瑞斯海峡群岛人类学探访报告》（*Reports Anthropological Expedition to Torres Straits*），第五册，第六章。

经期卫生与女子的教育机会及社会地位

德国学者托勃雷（Tobler）曾经研究过一千个德国女子的月经的经验[1]。他发现在绝大多数的女子的生活里，月经往往和健康的退步与活力的减少发生了连带的关系。在百分之二十六的女子中间，月经一到或将到，腹部的疼痛、周身的不快、心神的烦乱，便纷至沓来，不一而足。其他单单感觉腹部疼痛、或周身不快、或心神烦乱的，为数自然更多。在这几方面都不发生问题的，只有百分之十六。此外又有少数女子，居然能在经期内感觉到体力与精神特别健旺，但此中也有一半在两个经期的中间发生身心不快之感。托氏的结论是：月经固然是生理的，但是这些症候却是病理的。

在英国方面，我们也有一些零星的观察。一九〇八年不列颠女医师协会举行会议的时候，对于正常的月经与疼痛的月经有过一次讨论。当时边泌女士（Miss Bentham）说，地位或职业良好的女子中间，患痛经的要占到百分之五十。邓纳脱夫人（Mrs. Dunnett）以为痛经的发生大率以二十四岁至三十岁之间为多，因为早年行经时不知休息，才有此种现象；葛兰劫尔夫人（Mrs. Grainger）发现凡属患痛经的小学教员，总是因为在学生时代为了考试过于努力的缘故。

美国的材料比较多。许多的调查和研究都证明青年女子性生活的不健康是一种很普遍的现象。肯纳第博士很详细地搜集了关于一百二十五个女中学生的月经生活的资料。这些女学生的平均年龄是十八岁。一百二十五个人中间，经期内不感觉痛苦的只有二十八人；一半数总是在经前感觉到种种症候，如头痛、一般的不快、心神烦躁之类；四十八人则于行经腹痛以外，又感觉到别的症候，尤以头痛与全身软弱无力为多。散宾夫人（Jane Kelley Sabine）在新英伦诸州的女学校里，发现在两千个学生中间，月经发生问题的多至百分之七十五；百分之九十患有白带和卵巢神经痛；百分之六十每月总得辍学两天[2]。这一些发现似乎是特别的坏，但也未尝不富有意义，因为二千之数，不能算小，它一定有相当的代表性。其在太平洋沿岸诸州，情形也未必见佳。女医师瑞德尔（Dr. Mary Ritter）在加利福尼亚大学的六百六十个一年级生中间，发现月经生活不健全的多至百分之六十七，其中患头痛的占百分之二十七，背脊痛的百分之三十，大解秘结的百分之二十九，心跳声音不正常的百分之十六；只有百分之二十三完全不受这种种症候的支配[3]。又麦默尔切女医师（Dr. Helen MacMurchey）发表过一篇有趣的论文，叫做《经前与经期内的生理现象》[4]；她事前曾向多伦多（Toronto）地方的女医生、看护、和女教员发出一百份征求案，征求案中载明二十一项不正常的行经时候的现象，请应征的人在每项下面填明本人有无此种经验。归纳的结果，她发现百分之五十至六十患着睡眠不稳、头痛、心神郁抑、消化不良或感官迟钝等症候；百分之二十五至五十则患神经痛、头晕、神经过分的紧张有力、神经与肌肉衰弱、触觉特殊锐敏、血管舒缩不正常、便秘、腹泻、小解过量、皮肤发疹、易于伤风或经前经后泌水等等症候。这一番的调查很有趣味，因为它足以证明月经期中不健全的状态的普遍。此种状态虽非严重，但也足够影响到一个女子的活力，一面既不免减少她抵抗外来足以致病的势力，如病菌之类，一面更不免降低她工作的效率。

月经的失调足以为女性生活的一大障碍，有一件事可以做旁证。大率做一番事业或享盛名的女子似乎不大受它的影响，反过来说，就是绝大多数的不能成就什么事业的女子至少一部分是受了月经不调的牵制。妇女运动里的领袖所以不把月经当做一回事的理由，一部分也许在此。她们自己既比较不受牵制，于是推己及人，以为别的女子也大都这样，殊不知事实却并不如此。德国女士格哈特（Adele Gerhard）与西蒙（Helene Simon）在她们那本《母性与知识工作》（*Mutterschaft und Geistige Arbeit*）一书中，发现（原书页三一二）她们所研究的许多著名的有才干的女子，生平并没有受过月经问题的多大的牵制。

晚近有些医学界与教育界的人士时常主张凡属正在长发期内的女子，不但每逢经期，应该有两天的休息，并且应该于月经初来的一年以内，完全不进学校。在上文所提的不列颠女医师协会会议席上，施窦琪女士（Miss Sturge）说起某女学校里办过这一类的试验，凡属月经初来的女子，在最初两年内，每逢经期，总要让她们卧床两日，完全不习功课；所得的结果，很为满意。几年以前，葛克医师（Dr. G. W. Cook）在一篇杂志文章里[5]一面举了许多例证，一面说：“这是我的坚决的信仰，以为凡属月经初来的女子，在第一年内，不应受功课的包围，而应多多地享受户外生活。”有一位大学毕业的女子，用了“老校友”的笔名，写了一篇《校友的儿女》[6]，专门讨论美国女子性生活方面的多愁善病和因生育频繁而引起的虚弱委顿；作者并不是一个对于目前的女子教育有什么反感的人，她并且以为这种教育并没有什么不健全之处，但既经鉴及一班女校友的生活的愁苦，她也未尝不再三申说这一点，就是，女子在春机发动期以内，应该有充分的休养。她说：“要是脑子要把女子的精力完全霸占去的话，试问还有什么健全与圆到的发育可言？好比在脑子发达以前，幼童们总先得把全部的精力用到体格的发展上去，女子在智力生活发达以前，也总得先给这最关重要的生殖系统一个自由发展的机会。所以我们至少应该给她一年的悠游自在的生活，心理上与神经上丝毫不让她用力过度；在这一年以后，终她的学校生活的时期，也该让她以时休息，不太用心也不太用力。惠泰格夫人（Nellie Comins Whitaker）在性质相类的一篇文章里也提出过同样的主张[7]。她说："有许多女子，在春机发动的时期里，应该完全离开学校，多则一年，少则数月。以前我是不肯这样想的，但事实是雄辩，终于渐渐把我折服，教我不能不作此违心之论。"她在下文里又说，这种主张的最大的障碍是女子自己的任性与不受劝告，和她的母亲的缺乏知识，这种母亲始终以为痛苦是女子分内应得的事，不必也不宜设法避免。

这样的休息，在身体方面固然可以增加健康而促进将来的抵抗力，就是在教育一方面，也未必是一种损失，因为教育原不限于学校的教育，学校教育不过是全部教育的一部分而已。这休息的方法也应该是普遍通用的，不应该仅仅适用于多病和弱不禁风的一类的女子。目前的女子教育在这方面的忽略，最惨痛的结果，倒不在脆弱的女子变本加厉地日趋衰颓，而在一部分本来极健全极优秀的女子亦于不知不觉之间，日归消沉淘汰。在目前紧张的生活状况之下，据说英伦的警察人员，也不过二十五年，便已筋疲力竭，呈衰老的状态。警察人员是任何人口中少数体力特别充盈、精神特别饱满的分子，他们犹且如此，何况一个人口中的花一般的女子呢？要知目前女子在学校里所处的环境，其为煞费精力，实在和警察在十字街头所处的车马喧阗的环境没有多大分别咧。

注释（Endnotes）

1.见1905年7月份之《产科与妇科月报》（*Monatsschrift füer Geburtshülfe und Gynäkologie*）。

2.1904年9月15日出版的《波士顿医学与外科杂志》（*Boston Medical and Surgical Journal*）尝加以征引。

3.见瑞氏于1903年在《加州医学会》（*California State Medical Society*）席中所读论文。

4.见1901年10月5日之《刀圭杂志》（*Lancet*）。

5.《月经不调之几种》（*Some Disorders of Menstruation*），载1896年4月之《美国产科杂志》（*American Journal of Obstetrics*）。

6.见1904年5月之《通俗科学月刊》（*Popular Science Monthly*）。

7.《美国女子的健康》（*The Health of American Girls*），载《通俗科学月刊》，1907年9月份。

女子的卫生、体育与剧烈运动

　　女子的多愁善病，其主要的原因似乎是已经很明显，就是，太不讲卫生。第一，月经期内的忽略，上文已经从详讨论过。第二，是一般的习惯上的不卫生。日常生活里凡属攸关摄生的行为与习惯本来就不很高明，但是在女子方面似乎尤其是黑暗，在盎格鲁撒克逊民族里，这一点更来得显明。在女子生活里，这一类攸关卫生的举措往往会被一时紧急的工作或有趣的情境所搁置一边；她们穿的衣服往往是逼窄而妨碍动作的；她们对于一日三餐，往往不按时刻，不论饥饱；不容易消化的食品，既不反对，滋养力薄弱的食品，尤在所欢迎；逢到大解或小解的时候，或因懒展缓，或因忙搁置，或因虚伪的羞恶之心而竭力忍耐；甚而至于对于身体的清洁，有时也很不注意[1]。还有许多零星的习惯，分开来看好像是无足重轻，但是合拢起来，对于女性健康的影响，却也不小。社会所造设的环境，本来没有十分参考到女子的需要，即使女子们平日能小心翼翼，善自适应，尚且要费上九牛二虎之力，何况自己还要添上这许多不良善的习惯呢？美国某女子大学有一次对于紧身褡和学业的关系做过一次调查，发现全校之中，服用紧身褡与不服用紧身褡的女生大约各占一半，但是成绩优异因而得到荣誉或奖金的学生几乎是全部不在服用之列。做这个调查的人，麦克勃拉德（McBride）因此说，"假若单单服用紧身褡的一个习惯，而且服用的时候又正值女子一生中最年富力强的时期，已足够产生如许恶劣的影响，要是一二十个不卫生的习惯荟萃在一个人身上，并且终身不改的话，试问那恶劣影响的总和还堪设想么？"[2]

讲起女子疾病的预防，茄埃尔士氏（A. E. Giles）说："女子只要能注意一般的卫生和教育，痛经的问题似乎很显明的可以避免。所谓一般的卫生，无非是指工作时间不宜太长，尤其是要是工作时须得站立的话；充分的户外运动，如网球、划船、骑自行车、各式的器械的运动之类，如环境不许可，设备不周到，则安步当车，亦无不可；食物应有定时、定量、和适当的品质——老是吃一些茶、面包、牛油、再间或添上一些干点心之类，是不够的；用心用力，都不宜过分，已觉疲乏时，便该停止，不再勉强——这都是应该注意的一些要目。读书尽管读书，但应出诸从容不迫；要知无论读得怎样慢，也终有卒业的一日。"[3]茄氏这一番话是很切实的。全身运动的好处，原是极明显的，不但对于一般的健康如此，就是对性的发育以及精神生活的调整，也无不如此；但是要做到这一点，第一先得废弃重笨与逼窄的衣服，尤其是在胸部一带，女子体格不及男子之处不止一端，尤以呼吸的力与量为甚，若再加以压迫，岂不是更相形见绌[4]。以前女子不能行动自由，原因在大家抱着一种理想，以为女子身体的一举一动应以拘谨为宜，越是多方地约束，越见得端庄稳重。现在这种理想固已不大受人重视，但是它的积重难返的影响至少还保留着一部分，同时从事女子教养工作的人，又不给她们充分的时间、机会与鼓励，使她们摆脱这种习惯，而把她们喜欢活动的天性从根培植起来。这种天性的培植，实在是教育的极重要的一部分，因为只有运动自由才可以把神经与肌肉系统建立起来，而神经与肌肉系统也就是一切活力所由表见的基础。独可惜目前的教育太不注意这一层了，女子体格上的许多瑕疵便是铁证。伦敦州政府技术教育股的医事检察员贝礼医师（Dr. F. May Dickenson Berry）发现在一千五百个成绩优异得有升学奖金的女学生中间，百分之二十二的脊柱，多少患着侧面即弯曲，即不向右弯，便向左弯，但是在同等的男学生中间，便几乎一个都找不到[5]。散朋女士（Miss Lura Sanborn）在美国芝加哥师范学校里，也发现同样的情形，一批很优异的女生中间，脊柱弯曲不正的也有到百分之十七，其中有几个并且弯曲得很厉害[6]。我们看不出来，为什么做了女子便不该有一根挺直的脊柱，像男子一样，其所以不能有的缘故，显而易见是在肌肉与韧带的得不到正常的发展；肌肉系统的发展一有错误，全身骨干的布局自难免不受影响；所以他们发现凡是脊柱不健全的人，大多数也是筋肉发展不健全的人，并且有时候也是患着贫血病的人。在现状之下，中上阶级的女子，对于个人的肌肉系统，如欲有相当的训练，机会倒也不少；但要寻一些比较普遍的设备，使大众可以享受，尤其是要使工人阶级或中下阶级里前途不能不靠卖力气吃饭的女子们，也得到一些训练，一些准备，那就绝对不可多得了。美国巴尔的摩地方（Baltimore）的色尔曼医师（Dr. W. A. Sellman）也申说适量的运动、卫生的注意、与神经系统的休息，对于女子，确有极好的效验[7]；旧金山的女医师勃朗氏（Dr. Charlotte Brown）竭力地主张在一切村镇中间，设立公共的女子体育场，同时凡属比较大一些的学校应附设专馆一所，供女子习练自然科学、手工和家事学之用。勃氏特设女子体育场的建议很不错，因为在女子体育初倡的地方，难免男子们不少见多怪，争相观看，平添许多麻烦出来。但同时我们也承认，有许多女子体育比较发达的地方，例如西班牙的乡村中，女子的运动，往往就在本村的公用的大草地上举行，男子们视若无睹，久成惯例；我以前在西班牙旅居，见西国女子大率躯干健硕，与众不同，大概一部分便得力于此种习惯了。又游戏一项，在男学校中不但再三鼓励，并且久已成为一种强迫的作业，与课程相等，但是在女学校中间，这种情形只不过是偶一遇见，并非通例。这一番话并不是说女子所做的游戏或比赛在品类上应和男子的一样。那不是，此种品类不但不必相同，并且很不该相同。就英国一隅而论，女子的行动似乎特别见得笨拙，一弯腰、一举足之间，生硬有余，圆转不足，当然更不宜袭取男子的游戏与运动方式，使此种不美观的程度更变本加厉；要知力的表现固然是我们的期望，但若表现时不免生硬急遽，便足证神经与肌肉系统的训练，去协调与纯熟的地步还远。用这种眼光来看，游泳和好几种的舞蹈，是最合于女子体格的，它们不但可以促进力量，并且可以增加行动时和谐的程度；游泳的机会不可多得，但遇有机会，便应充分地利用[8]。一九〇七年国际学校卫生会议（The International Congress of School Hygiene）[9]席上，曾任纽约市公立学校的体育监督的居礼克氏（L. H. Gulick）说，在纽约全市的小学与中学校里经过多次的试验以后，他们认为对于女子最合宜的运动，要推各式的土风舞。"此种土风舞对于周身大一些的肌肉集团，都能加以训练，使再三地伸缩，因此，对于呼吸、循环与营养各方面，都能有很良好的影响。且这种伸缩的活动，因为比较的从容不迫，所以可以历久不觉惫疲，与普通跑、跳或器械运动所需要的伸缩不同；普通运动也许十分钟便可以教人疲乏，此种舞蹈却可以延长三四倍的时光。有许多土风舞是富有模仿性质的，其中有模仿播种的，有模仿收获的，也有模仿手工业的活动的（例如鞋匠），也有模仿武术的攻势和守势的，更有模仿打猎的。所以它们所唤起的神经与肌肉的动作是和种族的历史一样的悠远，也就是种族的习惯的一部分；最宜于代表人类所由表现自己的艺术生活。假若我们用这种眼光来看土风舞，并且承认它实在是人类全部神经与肌肉的活动史的一个缩影，而不是一些杂凑的动作，那么，根据生物学的理由，我们以为应该正式地接受土风舞为女子最合理的运动，其价值要在它种舞蹈之上；它种舞蹈中也有被认为合乎生理原则而受选择的，但与土风舞相较，总嫌缺少经验的依据；从审美的立场看去，当然一切的舞蹈，其足以表现人的审美的天性，自然要比歌唱、绘画、与雕塑等等活动为多。"

但我们得永远记住，我们虽主张对于女子的天性要特别注意，我们并不以为女子便不宜受高深的教育。女子应否受高等教育问题是早经解决了的，丝毫不用我们怀疑。所以今日之下，为女子教育而奔走呼号的人，也就无须劳心焦思地来设法证明女子受教育的能力并不亚于男子，而女子教育的成绩也并不在男子教育之下。当务之急，倒在要让大家知道女子有女子的特殊需要，好比男子有男子的特殊需要一样，要是不能顾到这种特殊需要，而强其接受适用于男子的一些原则与限制，那么，不特对于女子自身有害，对于社会生活全般也是毫无益处。我们对于男子，也可以说同样的话。总之，男女之间，无论在学校里或社会上，我们虽则希望他们能共同工作，相须相成，但彼此所由达到生活的鹄的的路径，终究因天性的不同而有歧异，鹄的能否到达，即凭能否遵循这天性的法则为断。我们在这里要牢牢记住的一点，就是，女子之于男子，不但躯体比较短小，组织比较细腻，并且她们生活的重心也极容易受一种富有节奏的、性的波浪所震撼动摇；这种重心易受颠簸的现象，在男子可以说是完全没有，但在女子，却几乎无时无刻不受它的支配。所以名为同是圆颅方趾，而实则女子的生活，好比一座持平的天平，动不动便有不能保持均势的危险——无论大脑也罢，或神经的全部也罢，或肌肉部分也罢，只要受一些有分量的压迫，便要比男子容易引起严重的纷乱。上文所谓特殊的需要，与此种需要的不能不体贴，在此。

上文所说有分量的压迫倒不一定指不良的教育影响，大凡生活中过度的用心或用力的事都可以算得。这一层若是还需要证据的话，我们只要举一个例也就够了。就是，女子性发育的中途停止和神经的衰弱委顿，以至于非长期休息不可一类的现象，在商店和工厂中是极普通的；她们中间往往有从没有进过学堂的，但这类不幸的现象照样可以发生。运动总算是好事情了，但若过火的话，影响也是很坏，而过火的运动，因为以前妇女太不注意体育，物极必反，也是目前常有的事。骑自行车是对于女子很有益的，但总以对于在骑的时候腹部不感觉疼痛或其他不舒适的人为最相宜。渥德金氏（Watkins）甚至于说对于盘骨不健全或不正常的女子，往往也有益处。但无论如何，过火了也有种种害处，最危险的是使会阴部分硬化，以致将来生产时发生困难，甚至于非动手术不可。讨论到这一层，我不妨随便添一句，就是，女子骑马太多，也有同样的危险。由此推而论之，凡属有震撼性的运动，对于女子大都可以产生危害，因为女子体内的子宫，是一件很细巧的器官，部位既不易持平，分量又以时轻重，偶一不慎，就会发生问题；凡属剧烈的运动或竞赛，如橄榄球之类，对于女子绝不相宜，这便是一个解释了。伐萨女子大学（Vassar College）的体育馆主任白兰亭女士（Miss H. Ballantine）某次写信给汤玛士教授（W. Thomas）说，"无论怎样努力训练，我不信女子在体育方面的成绩有赶上男子的一天"；紧接着她又很有见地地添上一句话："我也看不出来她们有什么赶上的必要。"[10]这话真对，我们从上文里便可以看出来，不特没有赶上的理由，并且有许多不必赶上的理由，尤其要是她们是准备有一天要做母亲的话。我个人观察所及，便看见许多强有力的平日擅长户外运动的女子，一到临盆的时候，不但不比别的女子容易，反而比她们要困难，甚至于危及胎儿的生命。普通我们以为讲究体育的女子，生产应比较便捷，殊不知结果却适得其反。有一次我和去世不久的恩格尔曼医师（Engelmann）提到这一点，一则因为他是一个妇科专家，再则因为他平日主张妇女体育最力；他说他自己的观察也是如此，同时英美两国的体育教员也对他说起过在她们的学生中间，也往往有因运动过火而后来发生难产问题的。恩医师在信上答复着说："'对于女子肌肉发达的影响的不良好'，我和你的见解恰好相同。剧烈的运动如各式田径赛之类，及过火的体育训练，无论这种训练是自动的出于体育馆中，或被动的出于工厂中，都可以使女子体格渐渐趋向男子的状态。凡属浸淫于此种活动中的女子，在品质上也会潜移默化，渐和男子相似；最彰明昭著的一些，是性欲力量的减少、生产困难的增加、最后再要添上生殖能力的降低。卫生的习惯对于女子的品质，确有促进之功，但是近乎男性的肌肉发展，却有杀伐之力，虽则同时我们也承认农工的妇女的生产倒并不见得困难。我向来所再三提倡的，只是女子体格的训练，而并不是肌肉的锻炼，也许我说话说得太多了，或者把训练的重要，说得太好了些，以致别人误会为肌肉的锻炼。但即在今日，各级学校以内的女子体育，还嫌不及，不嫌过火；只有那些阔人家的女儿才把高尔夫球玩过了火，或浸淫于各式的田径运动而不知节制。我目下正搜集一些新鲜的材料，但就已经搜得的而论，便觉得你的见解极有根据，在我的脑筋里已经留下一个深刻的印象，不久我希望可以给它一个更详细的解释。"[11]但这个解释，或其他关于这一点的笔墨，我们始终没有得见，因为不多几年以后，恩医师便去世了。

注释（Endnotes）

1. 芝加哥师范学校体育主任散朋女士（Lura Sanborn）发现两星期洗浴一次的女子，并不稀奇。逢到经期，许多女子对于用水一点，还抱着一种迷信的畏惧心理，实则凡为女子，应知在这个时期里，清洁是应该十分、十二分注意的一件事。晨兴和就枕以前，应该用温水举行"坐浴"一次，阴道的濯洗（切忌冷水），于清洁和舒适两方面，都有裨益。经期内对于水的畏惧，是绝对没有理由的。不多几年以前，《不列颠医学杂志》曾经讨论过这一点，各家的意见真是完全一致。有一位著名的美国产科医生，艾特格尔博士（J. Clifton Edgar）对于这个题目的种种意见与事实，经过一番仔细研究以后说，要是审慎将事，而生活习惯的转变不太急剧的话，女子在经期内也未尝不可、亦未尝不宜举行冷水浴（但非海水浴），见《论经期洗浴》（*Bathing during the Menstrual Period*），载在1900年9月的《美国产科杂志》（*American Journal of Obstetrics*）。艾氏此论虽非人人可以采用，但即就海水浴而论，身体健硕的农家妇女或渔家妇女往往可以在海水中作长时期的浸渍，结果不但没有害处，反有益处。胡泽尔（Houzel）曾就123个去法国滨海的妇女的经期经验，发表过一种统计。她们都是捉虾的渔妇，每次到海中捉虾，总得在深可没腰的水里浸上好几点钟，上岸以后，接着就到街上去卖，要卖完归家，才换干的衣服。她们都说凡逢到工作的月份，她们的月经反而比普通要方便。就一般而论。她们的经期也很准确，生殖力也大。详见1894年12月出版之《妇科年册》（*Annales de Gynécologie*）。

2. 见麦氏《我们的女子的生活与健康和她们的前途》一文（*The Life and Health of Our Girls in Relation to their Future*），载在1904年2月份的《医学家与神经学家》杂志（*Alienist and Neurologist*）。

3.《妇人病预防诊察之管见》（*Some Points of Preventive Treatment in the Diseases of Women*），载在1897年4月10日出版之《医院杂志》（*The Hospital*）。

4.此方面之参考物甚多，例如霭氏自著之《男与女》（*Man and Woman*），第九章。

5.1904年5月28日出版的《不列颠医学杂志》。

6.1900年12月之《医师杂志》（*Doctor's Magazine*）。

7.同本书"经期卫生与女子的教育机会及社会地位"注6所引杂志，1907年11月份。论文名《未婚妇女痛经之原因》（*Causes of Painful Menstruation in Unmarried Women*）。

8.同注4所引书，第七章。

9.关于此次会议之记载可查者不止一处，例如1907年8月24日之《不列颠医学杂志》。

10.见汤教授所著的《性与社会》（*Sex and Society*），第22页。

11.《美国少女之健康》（*The Health of the American Girl*），载在1890年《南方外科与妇科学会工作录》（*Transactions of the Southern Surgical and Gynaecological Society*）中。

性教育与妇女婚姻的幸福

虚伪的传统观念，影响所及，不但使女子对于自身的关系，和对于同性的关系，见解上与感情上要发生种种谬误；同时，她婚姻中的幸福，与前途的一生，都要受到支配。一个天真烂漫的青年女子，一朝突然地加入"终身不改"的婚姻生活，那危险真是大极了；她既不明白她的丈夫的真相，她又丝毫不明白男女情爱的法则，她也完全不知道自己会发生什么可能的变化，最可怜的是，她对于自己这种种知识的缺乏，始终蒙在鼓里一般的不识不知。好比一个人玩一种球戏，还丝毫没有学会，便须出场竞赛，其不至一败涂地不止，是可以无疑的了。一个女子不能先学养子而后嫁人，所以在她的天性没有因婚姻的经验而唤起以前，社会一定要她牢牢地和一个男子相依为命，这一类盲人骑瞎马、夜半临深池的情形原是多少不能免的。一个青年女子自信她有她的品格；她依据了这种品格，来安排她的前途；她终于结婚了。就在这种自动的情形之下，还有一大部分的女子（小说家蒲石Bourge说六个中有五个）在多则一年半载，少则一二星期以内，发现她以前对于自己和对于对方的认识完全错了；她在自己身上发现了另一个自我，而这个自我，对于新婚未久的夫婿，却是一眼也看不中的。这种不幸的可能的遭遇，只有一个有过恋爱的经验的女子，才有相当回避的能力。一班平日讲究恋爱自由与选择自由的女子还是一样的不能避免。

学养子而后嫁，虽属不可能，因此我们不能给女子以充分的自动的保护；但至少有一种保护，是未来做新妇的人可以取得、而无碍于最通俗的婚姻观念的。就是，我们以为一个女子在结婚以前，至少应该预先知道她和她的丈夫会在身体上发生什么一种关系，并且应该知道得很正准，庶几临时不致引起什么精神上的打击或事后失望与上当的心理。对于两性关系的真相，我们讳莫如深的心理已经改去不少，但即在今日，所谓知识阶级的女子，在结婚的前夕，恐怕大多数还是莫名其妙，间或有一知半解，也是暗中拾人牙慧，不足为依据的。一个富有才学的女子像亚当夫人（Madame Adam）说她在未婚以前深信因为一个男子同她接过吻，她便非嫁给他不可，原来她以为接吻便是性结合的最极度的表现[1]。亚当夫人犹且如此，其他便可想而知了。有时候一个女子嫁了一个有同性恋爱的变态性心理的女子，却以为所嫁的是一个男子，而始终未能发现自己的错误。不久以前，美国便发生过这样的一个案子；三个女子连上嫁给同一的另一个女子，但三个之中，似乎谁都没有发现她们的"丈夫"究属是雌是雄。卡本德（Edward Carpenter）说："一个文明生活里的女子，当她被牵到'神坛'前面的时候，对于将近举行的礼节和此种礼节所含蓄得很浓厚的牺牲的意义，往往不是完全不了解，便是完全误解。"因为此种知识的缺乏与准备的毫无，婚姻的行为实际上便无异强奸的行为，并且我敢说，婚姻以内的强奸比婚姻以外的还要来得多[2]。一个将嫁未嫁的女子，一心期望着以为恋爱是一种怎样甜蜜的经验，但所谓甜蜜，在她却也很模糊，最多不过是普通所谓"浪漫的"亲热罢了；于此种期望之外，又添上她在小说书里看来的那些私订、落难、发迹、团圆一类千篇一律的凭空捏造的故事，以为神仙眷属的生活，便应尔尔。这种小说书里，因为传统的性观念的虚伪，又往往把健美的性的事实，完全搁过不提。瑟南古（Senancour）在他那本《恋爱论》（De l'Amour）里描写此种女子的心理说："她真是一派信赖的天真，一个缺乏经验的人所有的欲望，一个新生命的种种要求，一个正直不私的心肠的期望，也都在那里候着。她有的是恋爱的种种能力，她一定得把她自己的爱发放出去；她有的是种种可以令人陶醉的媒介，她一定得把别人的爱接受过来。一切都表现着爱，也都要求着爱：一双手是生来预备做甜蜜的拥抱用的，一双眼睛竟是一个幽深不可测

94

度的东西，除非在盈盈脉脉之中，它会对人说，你的爱是可以接受的；一个胸膛，要是没有爱，便不会动，也没有用，要是不受崇拜，也终必归于凋谢。这些都是一个处女的情感，宽大得可以笼罩一切，柔和得可以融化一切，浓艳得了以荡人心魄，是心坎里出来的愿望，是至情的豪放的流露！宇宙的法则既有那么一条细腻的规矩要她遵循，自然她也只有遵循的一法。至于那陶醉的一部分，真个销魂的一部分，她也自然很明白的知道，一切都可以叫她联想到它，白天则感触时至，夜间更梦寐以求，又有哪一个年青、敏慧、富有情爱的女子不准备着来经历的呢？"这一番话固然写得很美，但真正到爱的这幕喜剧在她的面前展开的时候，尤其是当她霍然惊觉在那"陶醉与销魂的部分"里，她应该扮演什么一种脚色的时候，形势往往便会突然变更，而喜剧竟不免化为悲剧！她发现自己对于这一部分竟全无准备，于是便不免惊惶失措，在心理引起严重的变化来。在这种形势之下，她的一生的幸福便已不绝若线，那一线便是丈夫的应付能力与体贴心肠和她自己的心神镇定了，希尔虚弗尔德（Hirschfeld）在他的作品里记载着一件事。一个十七岁的天真烂漫的女郎出嫁，结婚之夕，便坚拒着与新郎同房。新郎无法，便请求丈母娘把结婚以后应履行的"妇道"向新娘解释一番。解释了以后，新娘对她的母亲说："要是妇道是这样的，你做母亲的事前为何不告诉我？要是我早知道这一点，我就打算终身不嫁人的。"后来发现这个女郎本来是一个同性恋者，对于异性恋是不可能的。但她的母亲和丈夫都不明白这一层；丈夫本异常爱她，守了她八年，要她回心转意，但是徒然，后来终于分居了[3]。这固然是一个极端的例子，不足以代表一般的状况，但在婚姻的佳期里，下面两种情形是一定时常发生的：一是同性恋者的突然发现她们自己的特性；二是发育与性倾向很健全的女子，因为事前毫无准备，以致惊惶失措，使早年幽美的爱的"诗境"未能如春云一般的逐渐展开，终于演成了更加健美的"实境"。婚姻原是进入实境的必经的步骤，但在实境中脚还没有踏稳，而一个筋斗便把诗境跌成一个落花流水的女子，必定大有人在。

注释（Endnotes）

1.以接吻为两性极度结合的谬解，似乎在欧洲大陆上比较普通。法国小说家普利佛（Marel Prevost）所作《女子的书信》（*Lettres de Femmes*），即拿它做题目之一。其在奥国，弗洛伊得也认为不能说不普遍，但仅仅限于女子中间。

2.但是，依英国法律而论，强奸一罪在丈夫对于妻子，是不可能的，可以参考之物很多，例如祁瑞的《婚姻法》（Nevill Geary, *The Law of Marriage*）第十五章，第五节。

3.此例见希氏所编的《性的间性现象的年鉴》（*Jahrbuch für Sexuelle Zwischenstufen*），1903年，第88页。在这里我们不妨补一笔，对性交的恐怖心理未必一定是教育不良的结果，不健全与退化的遗传也未始不是一个原因，有此种遗传的家族，表现此种或类似的变态心理的人往往不止一代，也不止一人。此种变态的心理或行为叫做"功能的性瘘"（Functional impotence）。1906年意国的精神病学研究存卷（Archivio di psichiatria）第六册，第806页中即载有一例。一个意国的女子，年二十一，已婚，除性欲外，一切都健全，对丈夫的感情也很好。但后来终于解除婚姻关系，理由是因为她"犯着一种初步的性欲的或情绪的夸大狂"，故虽有健全的性器官，终不免因极端倔强与反抗的变态性格，酿成了精神上的功能瘘废。

性卫生的演讲

在春机发动期以前，性教育的开始似乎应当是母亲的——或有母亲责任的人的——独有的特权；学校中的动植物学当然也可以供给一些关于科学一方面的知识，但那是例外。达到了春机发动期的时候，也许母亲所能或所肯传授的便不够了；儿童的一般知识既加多，他们所需要的性知识自然也得更精确、更显得要有权威，才行。在这时候，做母亲的应当把流行的关于性教育的书籍介绍给他们，让他们对于性生活的生理、卫生、道德等等方面，可以有更清楚的了解。到这时候，我们料想，他们对于胎产的道理、婴儿的由来，以及父亲对于这些，究竟有什么贡献等等，已经有了相当的认识。所以无论介绍什么书籍，这书籍中间对于性交的一点，总得有相当的叙述，短一些不妨，但总要说得清楚，含混是不行的。对于主要的自我恋的种种现象[1]，也该论到，字里行间虽不能不存劝戒之意，却不宜故作惊人之笔；所谓自我恋的现象既不止一端，所以也就不该专就手淫或非法出精立论。把这样选择精当的书介绍给他们以后，便让他们自己去浏览去，绝不会出什么岔子；这样一两本书，不但可以代替母亲所已教给他们的，并且也无异上了几点钟性教育的课，或和医士谈了一点钟的话；儿童在这时候也许正在学校里听受这种课程，将来比较长大以后，也许会有向医生咨询的机会，有了这本书的准备，也就不难互相参证了。有人以为这办法是不妥当的，因为儿童不免利用书中的资料，胡思乱想起来，因而得取一种不正当的心神上的愉快。这固然是很可能的。男女儿童，要是从小丝毫没有得到过性的教诲，所闻所见，无非是一些虚伪的掩饰的暗示，那么，一朝有机可乘，可以满足他们很自然的而久经抑制的好奇心理，他们的想入非非，不能自制，当然是不免的。但是对于教养得很自然、发育得很健全的女童，这种危险决不会发生。至于春机发动期已过之后，青年已渐入成年的境界的时候，则目下已很通行——尤其是在德国——的演讲与个人谈话的方法就很可以适用了。演讲与主持谈话的人应该是一个特地挑选出来的教员、医生或其他有资格有特殊准备的人。

霍尔一面既主张传授性教育时，男童应该由父亲教，女童应该由母亲教，一面接着又说："也许在将来，这种性的启蒙，又会变做一种艺术，像原始民族里所履行的迹近冠笄的仪式一般，到那时候便有专门家指导我们，教我们在各式各样的特殊情形之下，就各种年龄不同品质不同的青年，可以放手做去，尽我们诱掖之责；同时也教我们认识，在这种责任前面，我们不但不应该觉得一筹莫展，左右为难，甚至于自甘暴弃，并且要明白了解在这时候教导青年，用这题目教导青年，是教育学与教授术的最高无上的一个开宗明义的机会，教育之所以能感人化人，也在这些地方最可以看出来；同时也要知道对于宗教的教师这也是一个最大的机缘，因为性的发育与宗教性的发展有连带的关系。"[2]

这位著名的教育家又说："我在威廉姆斯（Williams College）、哈佛、约翰霍布金斯（Johns Hopkins University）和克拉克（Clark University）各大学里，先后曾在我所主持的一系里向学生们讲解这个题目，所讲以简洁明了为主，越是在团体前面讲，越要求其赅括显明，有必要时，也偶作私人谈话，则可以比较详细；我生平对于学生们的贡献，比较有益的，自问这要算是第一件事。这我始终以为是我应尽的责任，固然我也承认是一种痛苦的责任，并不容易尽；一则要会随机应变，再则要有相当刚不吐柔不茹的常识，至于专门的知识，倒在其次。"[3]

普通的男女教师，对于性卫生知识的传授，在能力上是很欠缺的；这是谁都知道的一点，可以无须多赘。唯其如此，所以教师的训练是目前当务之急，即使教师们不能一一受此种训练，至少一部分是万不可少的。在德国，这种训练工作已经有了一个开端，就是集合了许多教师，向他们举行多次的演讲会，总题自然是性的卫生了。在普鲁士一邦内，最先尝试这办法的地方是布雷斯劳（Breslau），该地的教育当局请一位医师叫做旭村（Dr. Martin Chotzen）的向当地一百五十个教师举行了这样的一个演讲会，听众都表现十分十二分的兴趣；演讲的内容包括下列的几方面：性器官的形态与解剖、性本能的发展、性能的重要变态、各种花柳病和培植节制力的重要[4]。医师路透氏（Dr. Fritz Reuther）也曾经把他向一个教师讲习会演讲的大要发表出来，他所讲的内容和旭村的没有多大分别。

至于对于学生的直接的演讲，尤其是对于行将毕业的学生，至少在英国的教育当局还没有什么准备。但在普鲁士却不然，彼邦的教育部对于此种办法，早就表现很活跃的兴趣，并且已经开始推广演讲的集会，让学生自由参加，并不加以强迫。这在不多几年以前还是行不通的。记得一九〇〇年间，有一个德育促进的团体，向柏林市政当局提议举办一个演讲会，利用各学校的一部分的课堂，分期向市中高级的学生讲性卫生的道理，起初市政局答应了，但后来终于把许可证收回了，理由是"这种演讲对于青年听讲的人的道德观念是极端危险的"。法国的市政当局，在同类的情形之下，也表示过同样的态度。但无论如何，德国的舆论近年来已日趋开明。英国方面的进步，虽不多或几乎没有，但美国则和德国一样，也已经开始这一类的工作，例如芝加哥的社会卫生促进会（Chicago Society for Social Hygiene），便是提倡此种工作最力的一个团体。我们到此，不能不向那些反对性教育的人特别说一句话：要知在大城市里反对性教育的宣传，便无异等于和当地的种种淫恶与不道德的势力携手，而朋比为奸，说得厉害一些，其罪应与那些陷入于淫行的人同科。

在德国，上面所讲的一类的演讲有时也专为女子而设，无论贫富，凡属将近毕业的青年女子都有机会在这方面受些教益；有人以为贫家的女子生活比较自然，可以无须乎这种设备，其实不然，她们的需要并不比富家女子为小，在有的地方并且需要得更见急迫。例如有一位海登汉医师（Dr. A. Heidenhain）便编印过一种演讲稿，稿末又附有解剖的图案[5]，他把稿子的内容向将近毕业的女学生演讲，演讲以后又把原稿每人一份地送给她们。法人萨尔伐（Salvat）在他的里昂大学的博士论文[6]里主张此种演讲中应包括娠孕期里的卫生与婴孩的将护两部分的知识。但据我的意见，此种知识，在这时期里，还嫌略早，不妨留待将来。

注释（Endnotes）

1.同本书"性冲动的早熟表现"一节注1。

2.《成年》（*Adolescence*），上册，第469页。

3.同上，第465页。

4.同本书"性冲动的早熟表现"一节注11所引刊物，第一册，第七篇。

5.演讲录名《民众学校卒业女生之性的教育》（*Sexuelle Belehrung der aus den Volksschule entlassenen Mädchen*），1907年出版。

6.《法国人口的减退》（*La Dépopulation de la France*），1903年出版。

文学的性的影响

　　理智方面的诱掖，也就是大脑方面的诱掖，普通总是假手于文学的读物的。所以文学读物在性教育一方面的影响之深且大，要远在那些专论性卫生的书籍之上；性卫生的书，无论写得怎样好，总只能就狭窄的性的范围说话，而顾不到性和其他生活方面的错综联络的地方。但是文学的读物里，大部分总是插着一些恋爱或自我恋[1]的意识和描写；而那些富于想象力的文学作品，又几乎全部以性做出发点，而以一种无美不臻的理想的极乐世界做归宿。但丁的《神曲》便是这样的一个例，它所叙述的是一个诗人自身生命的演进，富有代表性，可以垂诸不朽。此种在演进中的青年，在它和恋爱的实境发生接触以前，总先和想象的恋爱的诗境发生一些关系，所以贝格（Leo Berg）说得好："凡是已经开化的民族，它的恋爱的途径是先得穿过想象的境界的。"所以，对于在成年期内的人，一切文学的读物便成为性教育的一部分[2]。文学的读物多至可以汗牛充栋，其中很大方、很能感化人的也复不少，要教青年男女得到阅读的益处，一部分自然得靠负教育风化之责的人的眼光与选择；我说一部分，因为要是全部得仰仗他们的话，其间也有危险。

一切伟大的文学作品，对于性的中心事实，总是很坦白、很平心静气地说出来。在这个伪善的、假斯文的时代里，这是应该牢牢记住而引以自慰的一点。对于这种健全的时代所遗留下来的作品，在不健全的时代里的人虽想随心所欲地把它施宫刑一般的改窜割裂，或把它禁锢起来，使青年人无从问津，在事实上也很难做到。这又是可以教我们踌躇满志的一点。例如《圣经》一书，或莎士比亚的作品，虽含有多量的性的成分，却历来始终受宗教与文学的传统思想所拥护。有一位时常和我通信的文学界的读者，有一次在信里说："童年的时代，从《旧的全书》里获得性的观念的男女，真是多极了，所以我们要是把《旧约》当做一本性爱的教科书，也没有什么不可以。和我接谈过的许多男女朋友，大都说《旧约》中摩西的各书、俄南与他玛的故事，罗得和他的女儿的故事，波提乏的妻子和约瑟的故事[3]等等，都可以引起它们的好奇心和种种遐想，因而悟到性交的关系。我又有两个男女朋友，现在都三十以外的人了，但在十五岁的时候，每逢星期日到主日学校查经，他们就一心一意检查《圣经》中讲性爱的段落，检到以后，便在同班中彼此传观，同时还把指头按在那段落上，好教别人易于阅读。"在同样的好奇心之下，许多青年女子往往向人借阅莎士比亚的乐府，但是她们所注意的并不在乐府本身，而在《爱神与亚都尼司》（*Venus and Adonis*）中热烈的爱情的诗境；女朋友们既和她们提起这一点，她们便想一觇究竟。

但我们不妨说，要把《圣经》做一种性教育的入门的作品，却也不是各方面都相宜的。但虽不完全相宜，却也有利无害。即如所论马利亚因神感而生耶稣，又如所论多妻、纳妾和其他性的习惯，都能以自然的笔墨，不加丝毫矫饰，在习于有名无实的一夫一妻等制度的西洋青年看去，也大有扩大眼界的功效，让他们知道西洋世俗所流行的性的习惯未必是亘万古而不变、达四海而皆准的东西。至于笔墨的坦白与率直，也是和世俗粉饰隐讳的态度，迥乎不同，自然也可以一新青年的耳目。

世人往往把坦白率直的笔墨或所谓赤裸裸的笔墨，和不道德与淫秽的笔墨混为一谈，不但不学无术的人如此，就是在知识阶级里也在所不免。这是我们要再三抗议的一点。记得十九世纪英国上议院对于拜伦的雕像应否占惠士敏士德大寺（Westminster Abbey）的一角，有过一次讨论，当时有一位博罗恩勋爵（Lord Brougham）替拜伦辩护，因而牵涉到莎士比亚，他以为"莎士比亚并不比拜伦更尊重道德。莎氏实在比拜伦要不道德。这位勋爵说他可以在莎氏的作品里，单单举出一节来，其中淫秽的资料，要远出拜伦全部作品所能供给之上"。所以这位勋爵的结论是，一样是一个作家，拜伦的道德与莎翁的不道德，其间不可以道里计。把此种议论推到一个逻辑的终点，世间的笔墨，岂不是将无往而不淫秽？但说也奇怪，当时便没有人把他这种鄙陋的思想上的混乱指点出来。

伟大的文学作品，因为率直坦白之至，对于青年的心理，有时候也有不很相宜的地方。青年乍见这一类的作品，不免好奇过甚，因而发生不健全的反应。但要知此种过度的好奇心并不是凭空而来，乃是因为历来关心他的教育的人，对于这题目太守秘密的缘故。你一壁越是遮掩，他一壁越是好奇，这是必然的趋势。同时我们也该知道，大作家关于天然事实的叙述，从不作丝毫佻佻达的表示，并且要是一个青年发育健全的话，也绝不会唤起性的冲动。有一位女作家（Emilia Pardo Bazan）说她小的时候喜欢看《旧约》中有历史的意味的各书，遇到涉及性的段落的时候，她也不过照常看下去，她脑海里想象方面的活动并不因此而起丝毫的微波暗浪。我以为这一类的健全的经验，是大多数的儿童所都可以有的。所以我以为古书中这一类的段落尽可任其自然，不应妄加割裂。虽没有多大积极的好处，至少对于坊间流行的那些低级趣味的性的读物，可以有点抵消的影响。

这种见地原不是我们的创见。一九〇七年，德国性病预防会（Gesellschaft zur Bekämpfung der Geschlechtskrankheiten）举行第三

次大会的时候，一班提倡性教育的都是这样主张。例如小学校校长恩德霖（Enderlin），便竭力反对把儿童用的诗词与民间故事任意改窜，使他们对于纯洁的性的表现与高尚的情爱的流露，得不到一个最温良蕴藉的引进；而同时我们对于坊间的低级趣味的刊物与报纸，却一任它风行无阻，随时随地可以把儿童的天真的心地摧残毁灭。要知"若是儿童的年纪还小，对于涉及性爱的诗词还不能作相当的反应，即还不能了解，那么，这种诗词根本就不会有什么坏处；一旦他们的年岁到了可以了解的程度，那么，所有的影响应该是只有好的而无坏的，因为他们从此可以领略什么是人类的情绪所由发展的最高尚最纯洁的路径"[4]。谢芬那格教授（Schäfenacker）也发表过同样的意见，说："那些眼光浅近、心地狭窄的教师往往喜欢把书中涉及性的部分，任意删节，以为否则便于青年有害——这种风气是绝对应该铲除的。"[5]我们也以为每一个发育健全的男童或女童，一到春机发动的年龄，便不妨让他在任何像样一些的图书馆里自由浏览，无论馆中藏书的内容这样复杂，总是有益而无害的。他们在选择读物的时候不但用不着大人的指导，并且反而比大人要显得更有眼光。在这个年龄以内，他们的情绪好比植物初茁的芽，异常娇嫩，所以遇到过于写实的东西、丑的东西、有病态的东西，他们自然会搁置一边。成年以后，阅历较多，心理的生活比较老练，那时再遇见这一类的刺激，他们也就同样的很自然地接受，而不再回避了。

爱伦凯在她那本《儿童的世纪》（*The Century of the Child*）的第六章里提出了好几个理由，反对替儿童选择所谓"相当"的读物；她认为这是近代新式教育事业里一种很蠢的举动。儿童应当有领略一切伟大的文学作品的自由，至于那些他的程度还够不上的读物，他自然会放下不读。凡是可以教成年人看了动情的景物，在他并不理会，他的冷静的心地并不因此而发生不安之像。就是后来年纪较大，那足以混淆黑白、因而污损他的想象、破坏他的鉴别力的东西，倒也并不是伟大文学作品的赤裸的笔墨，而是近代小说的那种矫揉造作的文字。矫揉造作了，便不坦白，不坦白便无异隐讳，而隐讳的结果，总是使青年的心地越来越入歧途，越来越鄙陋粗率，终于会到达一个程度，连《圣经》也会变做打动情欲的刺激物。古今大作家的笔墨，原是儿童的一种粮食，一有缺乏，他的想象力便无从发展，即使其中有涉及性爱的部分，可以打动他的情感，那部分也是很短促的，决不会引起什么有力的冲动。爱伦凯又说，一个人年纪越大，和伟大的文学作品接触的机会便越少，所以在儿童的时代里，尤其是应当让他们有浏览的自由。许多年以前，露斯金（Ruskin）在他那本《芝麻和百合》（*Sesame and Lilies*）里，很有力地主张我们应该让青年子女在图书馆里自由涉猎。

注释（Endnotes）

1.同本书"性冲动的早熟表现"一节注1。

2.诗与美术对于性欲的密切关系，即在对于生活中自恋活动的憧憬尚未臻若何广大的境界的人，也大率有片段的认识。麦奇尼古夫在他的《乐观文集》（*Metchnikoff, Essais Optimistes*）第352页里也说："诗是必然的和性的作用有连带关系"；他同时又引摩皮曷斯（Möbius）的说法，而加以赞许，以为"艺术的旨趣也许必得看做第二性征的一部分"（按此说摩氏以前，已经有许多人说起过，例如弗瑞罗Ferrero）。

3.俄南奸其妹他玛，见《撒母耳记下》，第十三章。罗得之二女与其父淫，见《创世记》，第十九章。波提令之妻诱奸约瑟未成，见《创世记》，第三十九章。——译者

4.同本书"母亲的导师资格"一节注7所引书，第60页。

5.同上，第98页。

艺术的性的影响

　　上文所说关于文学的种种，也都适用于艺术。艺术和文学一样，也可以间接做性教育与性卫生工作的一个有价值的助手。用这种的眼光来看，我们便不妨把近代的艺术搁起不提，因为它并没有多大帮助，但是古希腊的裸体的雕塑，以及文艺复兴时代意大利名家的裸体画像，在这方面便可以有很大的贡献。所以我们要让儿童们很早就有观摩这些塑像和画像的机会，并且越早越好。恩德霖比喻得好，观摩得越早，儿童便越可以养成一种抵抗力，庶几将来可以不受低级趣味的裸体作品的诱惑。此种早年的观摩还有一种好处，就是使儿童对于自然的纯洁，早早就养成一个正确的观念。许雷（Höller）有一次说："凡是对于艺术中的裸体现象已经有过一种素养、而能够冷静地欣赏的人，他对于自然界里的裸体现象，一定也能同样地欣赏。"

根据上文的理论，我们以为希腊罗马的塑像的石膏模型，以及意大利名画家裸体造象的印本，都很可以用作教室的点缀品。这种点缀的用意倒不在狭义的教育，而在使儿童们可以耳濡目染、于不知不觉之间对于人体养成一个正确与自然的观念。意大利的小学教师，听说时常把全班的学生领到画院里去参观，结果很好；又听说这种参观是国家规定的教育的一部分。

艺术上的裸体的美，是谁都应该能领略的。可惜这种领略的能力太不普遍。许多国家，和许多阶级的人士，对于这种能力太没有训练。唯其太没有训练，所以在英美的社会里，为了美术院里陈列了个把石像，或商店的橱窗里放了张把名画的印本（例如极平常的雷登的《女灵澡身图》Leighton's "Bath of Psyche"），又或街道两旁新添了几个代表各种美德的雕塑的像，便有人结队游行，向官厅请愿，不达撤去的目的不止。市上的民众，在这方面既同样的没有训练，所以一经人家鼓吹，也便随声附和；结果，那些伪善的、以风化为怀的人也竟会如愿以偿。这种举动，对于社会的真正的道德生活，实在是不利的。就是用宗教的眼光来看，这种过分的所谓整顿风化的干涉行为也是说不过去的。诺司戈德（H. Northcote）曾经从基督教的立场，对于艺术上的裸体现象，有过一度很有见地、也很和平中正的讨论。他以为艺术中的裸体现象自有它的价值，不应不分皂白地排斥；他又指示给大家看，裸体和性爱并没有不可分离的关系，即使有时候有关系，而引起反应，那种反应，正是艺术最良好最纯洁的表现所能激发的人情，是极正当的，无所用其隐讳。我们要反对性爱的艺术作品的话，《圣经》上的许多故事，便无法充分地传达出来[1]。

除了艺术上的裸体现象以外，到了春机发动期的青年男女也应当有观摩健美的人体照相的机会——二者应该相辅而行。以前行此种照相或包含此种照相而可以使少年人观览的书，是不容易觅到的，现在此种困难已不复存在。海牙的施特拉兹博士（Dr. C. H. Stratz）是在这方面的一位先进，他精造了许多健美贞洁的裸体照相，编成了好几种书[2]。略后，美京华盛顿的舒费尔脱医师（Dr. Shufeldt）也编印一本书，叫做《人体形态观摩录》（*Studies of the Human Form*），把他多年关于裸体现象的研究的结果，归纳在一起，那种客观的精神和施氏的一般无二[3]。对于这种人体的照相的研究，我们在此有一点小小的纠正。以前的名塑名画，或因时代的风尚，或因世俗的伪善，往往未必把人体的庐山真面和盘托出；近代的裸体照相也竟有因袭此种故智的。这实在是大可不必的，因伪善而有所保留，本属不可；而所谓时代的风尚，则事隔已一两千年，更无盲从的必要。例如以前裸体画像不绘阴毛，这也许是伪善的结果，但东方社会里，即在今日，也有拔除阴毛的习惯，古代的艺术区域逼近东方，难免不受相当影响，而逐渐成为一种艺术的习惯，这原是无可厚非的。但事至今日，再要维持这种习惯，那就太不自然，太不合理了。然而说也奇怪，即在今日也还有人替此种习惯辩护的。海厉生氏（F. Harrison）在一篇杂志⁴文章里说："我们有一桩极古老、极必须、极普遍的习惯，要是我们故意要把它破坏的话，我们可以叫极不正经的人青筋暴胀，叫女子立刻退避三舍。"⁵要是男女儿童，从小对于裸体的照相便已司空见惯的话，这一类可以令人作三日呕的臭文章也就没有人写了。

在我们西方人中间，儿童对于裸体现象的单纯的态度，很早就受一度打击，所以到了后来要加以挽救，势非特地地用一些教育功夫不可，否则它也许终身不免把"性"和"淫"混为一谈。对于一个赶牛的田舍儿或一个当大姐的乡下姑娘，一切裸体的现象，都是可耻的，连希腊的塑像也不是例外。一个乡下人见了一张极健美的裸体女子的照相，便指着它说："我有一张女人的相片，和她很像，还抽着香烟咧。"欧洲北部诸国的民众，在这方面的辨别力，至今还没有超过这一个境界。什么是美，什么是淫，他们的了解还不过是田舍郎和傻大姐的了解罢了。

注释（Endnotes）

1.《基督教与性问题》。

2.其中尤著者为《儿童之身体》、《女体美》、《女性的种族美》三种（*Der Körper des Kindes, Die Schönheit des Weiblihen Korpers* 与 *Die Rassenschoenheit des Weibes*），概为司徒卡特城之恩克公司（Enke，Stuttgart）出版。

3.舒氏此书成后，即献给施氏，以示景仰先进之意。

4.见1907年8月份的《十九世纪与以后》（*Nineteenth Century and After*）。

5.此所云习惯，显系指造像者于男子阴部必做一桐叶，以为隐蔽。尝见巴黎某幽默杂志载画一幅，中示一新成之石像，方将揭幕之顷，雕塑师某忽自远处狂奔而来，手持一大桐叶，向坛上大呼曰："且慢揭幕，余忘却最重要之一事矣！"——译者

性的道徳
Sexual Morality

译序

　　译了《性的教育》以后，进而续译霭氏的《性道德论》，似乎是很合情理的，性教育的效果所及，以个人方面为多，性道德的，则以社会方面为大。性教育是比较现实的，性道德是比较理想的。由个人推而至社会，由现在推而至未来，所以说很合情理。

　　霭氏的《性道德论》，实在有五根柱石：

　　一、婚姻自由

　　二、女子经济独立

　　三、不生育的性结合与社会无干

　　四、女子性责任自负自决

　　五、性道德的最后对象是子女

这五根柱石的实质与形式，具详本文，无须重复的介绍。不过它们的价值，不妨在此估量一下。

一、婚姻自由的理论，我想谁都不会持异议。不过有两点应该注意。西洋的婚姻制度，历来受两种势力的束缚，一是宗教，二是法律，这法律的一部分又是从宗教中来，所以束缚的力量是分外的大。唯其如此，霭氏在这方面的议论，便不能不特别的多；好比因为西洋人对于性的现象根本认为龌龊的缘故，他就不能不先做一大番清道夫的工作一样。这是一点。霭氏这里所称的自由，似乎目的端在取消宗教、法律与其它外来的束缚，是很消极的；至于怎样积极地运用自由，使婚姻生活的效果对于个人、对于社会，以至于对种族，可以更加美满，霭氏却没有讨论到。而所谓"积极的运用"里面，往往自身就包含相当客观条件的节制，这一层霭氏也没有理会。自由是应该受客观条件的范围的，否则便等于自放，等于"盲人骑瞎马、夜半临深池"，没有不遭灭顶的惨祸的。霭氏在下文说："往往有很有经验的男子，到选择女子做妻子的时候，便会手不应心、身不由主起来；他最后挑选到的结果未始不是一个很有才貌的女子，但是和他的最初的期望相较，也许会南辕北辙似的丝毫合不拢来。这真是一件奇事，并且是万古常新的奇事"。霭氏写这几句的时候，也许精神分析派的心理学说还不大发达，从这一派学说看来，这种手不应心的婚姻选择实在并不是一件奇事，并且只要当事人在事前稍稍受一些别人的经验的指导，即稍稍受一些客观条件的限制，而不完全诉诸自由行动，它就不会发生。这是第二点。就中国与今日的形势而论，我以为第一我们不必像霭氏那般的认真。中国以前的婚姻，也是不自由的，但是束缚的由来，不是宗教，也不是法律，而是家族主义的种种要求，无论这种种要求的力量在以前多大，到现在已经逐渐消散，而消散的速率要比西洋宗教与法律的还要来得快。结果，尤其在大一些的都会里，不自由已一变而为太过自由，而成为一种颓废的自放。好比自鸣钟的摆一般，以前走的是一个极端，现在又是一个极端。要挽救以前的极端，我们固不能不讲些自由，要免除目前的极端，更不能不讲求些客观条件的节制。霭氏所自出的民族，是一个推尊个人与渴爱自由的民族，所以他的议论也很自然地侧重那一方面。但我们的文化背景与民族性格未必和盎格鲁-撒克逊人的完全相同，斟酌采择，固属相宜，全部效颦，可以不必。

二、女子经济应否独立的一个问题，到现在可以说是已经解决了的；但究宜独立到何种程度，和男子比较起来，是不是宜乎完全相等，还始终是一个悬案。霭理士在这一方面的议论，好比他在别的方面一样，是很周到的。在原则方面，他不但完全承认，并且把它认为讲求性道德的第一个先决条件。不过在实际上他也认为有很严重的困难。霭氏写这篇文字的时候，原是西方女权运动最热烈的时候，但是热烈的空气并没有蒙蔽他的视线，别人也许忙着替极端的男女平等论鼓吹，心切于求、目眩于视地把男女生理作用的区别完全搁过一边，认为无关宏旨，但是霭氏没有。他说："但上文种种还不过是一面的理论。女子的加入工业生活，并且加入后所处的环境又复和男子大同小异，这其间也就无疑地引起了另一派的严重的问题。文化的一般的倾向是要教女子经济独立，也要教她负道德的责任，是没有问题的。但是不是男子所有的职业以及种种业余职务，女子都得参加，都得引为己任，而后不但女子自身可得充分发展之益，而社会全盘亦可收十足生产之功，我们却还不能绝对地看个清楚。但有两件事实很清楚。第一，社会现有的种种职业与业余职务既一向为男子所专擅，则可知它们的内容和设备的发展是在以男子的品格与兴趣做参考，而与女子不太相谋。第二，种族绵延的任务与此种任务所唤起的性的作用，在女子方面所要求的时间与精力，不知要比男子的大上多少。有此两点的限制，至少我们可以了解，女子之于工业生活，绝不能像男子的可以全神贯注，而无遗憾。"

不能无遗憾的话是对的，二十几年前，霭氏写这篇文章的时候，这种遗憾还不很明显，但男女职业平等的试验又添上二十多年的经验以后，这种遗憾已一变而为切肤的痛苦。英人蒲士（Meyrick Booth）在他的《妇女与社会》（*Woman and Society*，即刘译《妇女解放新论》）一书里，在这方面讨论得最精到。霭氏那时候，因为情形还不严重，但在我们看来，以为它的重要并不在其他段落之下。

我以为时至今日，我们对于女子职业自由与经济独立的问题，实在已经可以有一个比较圆满的解决办法。在原则下它是毫无疑问，上文早就说过。就实际而论，我们折衷近年来一部分通人的见地，以为有一种看法与两三种办法，值得提出来商量。一、就健全的女子而论，我们总得承认生育是她们一生最主要的任务，不论为她们自身的健康计，或为种族全般的发展计，这任务都是绝对少不得的。至少就她们说，——不就她们说，又就谁说——职业的活动与经济的生产只得看做一件附属的任务，一件行有余力方才从事的任务。这是看法。由这看法，便产生下列的一些办法。无论一个女子将来从事职业与否，她应该有一种职业的准备，应该培植一种经济生产的能力。宁使她备而不用，却不能不备。在她受教育的时期里，除了普通的教育以外一切有职业训练的机会，也应当为她开着，就是那些平日专为男子而设的，也不应稍存歧视的态度，目的是在让她们各就性之所近，有一个选择的自由。同时我们当然不希望一班极端的女权运动者出来吹打鼓噪，因为这种吹打鼓噪的功夫也未始不是自由选择的一个障碍。有了职业与经济独立的准备，用也行不用也行，要用的活，我们以为不妨采取两种方式的任何一种。一是直接适用上文所提宾主的看法的结果。一个精力特强的女子，尽可于生育与教养子女之外，同时经营一种或一种以上的事业，但总以不妨碍子女的养育为限。二是精力寻常或觉得同时不能兼顾两种工作的女子便不妨采取罗素夫人所提的分期办法，就是，在婚姻以后，最初十年间或十五年作为养育子女的时期，过此便是从事职业的时期。这两个办法，我认为都很妥当。这两个办法又可以并做一个说，就是上文所说宾主的地位到了后来，不妨逐渐地对掉，起初养育子女的工作是绝对的主，后来子女渐长，不妨变做相对的主，到了子女都能进学校以后，职业的活动即作"夺主"的"喧宾"，亦无不可。

三、霭氏主张凡是不生育的性行为、性结合，与社会无干，社会不当顾问。这个主张可以说是富有革命性的。西洋社会对于这种主张，到现在当然还是反对的多，赞成的少。在赞成的少数人中间，在美国我们至少可以举一个做过三十年青年法庭的推事林哉（B. B. Lindsey）。在英国，则至少有哲学家罗素。他根据了三十年间应付青年性问题的经验，起初做了一本《现代青年的反抗》（*The Revolt of Modern Youth*，1925），所谓反抗，十分之九是对于旧的性道德观念的反抗，对不合情理的宗教、法律与社会制裁的反抗；全书的理论与所举的实例，几乎全部可以做霭氏的"婚姻自由论"的注脚。林氏后来又发表一本《伴侣婚姻》（*Companionate Marriage*，1927）。要是《反抗》一书所叙的是问题，这本书所要贡献的便是问题的解决方法了。这方法是很简单的，就是：男女以伴侣方式的结合始，一到有了子女，才成为正常的婚姻，在没有子女以前，双方离合，却可不受任何限制。所谓伴侣的方式，就是一面尽可以有性交的关系，而子女来到的迟早则不妨参考经济和其他的环境情况，运用生育节制的方法，而加以自觉的决定。这种见解，可以说是完全脱胎于霭氏的学说的。罗素的见地则详于他的《婚姻与道德》一书中（*Marriage and Morals*，1929，中译本改称为《婚姻革命》），大体上和林氏的没有分别。

至于反面的论调，我们至少可以举马戈尔德（C. W. Margold）做代表。他做了一本专书，叫做《性自由与社会制裁》（*Sex Freedom and Social Control*，1926）。马氏以为人类一切行为都有它们的社会的关系，性行为尤其是不能做例外，初不问此种行为的目的在不在子女的产生。他以为霭氏在性心理学方面，虽有极大的贡献，但因为他太侧重生物自然与个人自由，对于社会心理与社会制裁一类的问题，平日太少注意，所以才有这种偏激的主张。这是马氏的驳论的大意；他还举了不少从野蛮、半开化，以及开化的民族的种种经验，以示社会制裁的无微不入、无远弗届。

对于这个问题，我很想做一个详细一点的讨论，并且很想贡献一种平议，但现在还非其时。不过这平议的大旨是不妨先在这里提出的。霭氏因为看重个人自由，所以把性道德建筑在个人责任心的基石之上，因为看重生物的事实，所以主张自然冲动的舒展，主张让它们自动地调节，而自归于平衡。自然的冲动既然有这种不抑则不扬、不压迫则不溃决的趋势，那么，只要再加上一些个人意志上的努力，即加上一些责任心的培植，一种良好的性道德的局面是不难产生与维持的。这种见地，我以为大体上虽可以接受，却有两个限制。一是霭氏所假定的对象是去自然未远的身心十分健全的人，这种人在所谓文明的社会里似乎并不很多。他们自然冲动的表现，不是不够，便是过火，而能因调剂有方、发皆中节的，实在并不多见。中国古代的圣哲不能不说"不得中行而与，必也狂狷"的话，原因也就在此。第二个限制是责任心的产生似乎也不是一件轻而易举的事，而究竟应该用什么方法来培植它，霭氏也并没有告诉我们。要是马氏和其他特别看重社会制裁的人的错误在过于侧重外力的扶持，霭氏的错误就在太责成个人，而同时对于个人自己制裁的能力，并没有给我们一个保障。

性道德应以社会为归宿的对象，是不错的，应以个人的自我制裁做出发点，也是不错的。制裁不能不靠责任心的培植，也是一个不可避免的结论。但制裁与责任心的养成，一面固然靠一个人的身心健康，一面也不能完全不仗外力的扶持。但这层霭氏却没有完全顾到。但所谓外力，我以为并不是一时代的社会的舆论，更不是东西邻舍的冷讥热笑，而是历史相传文化的经验。这又是马氏的观察所未能到家的地方，说到这里，我们中国儒家的教训就有它的用处了。以前儒家讲求应付情欲的方法，最重一个分寸的节字（后世守节的节字已完全失却本意），所谓"发乎情，止乎礼义"，便是这节字的注脚，我们和西洋的宗教人士不同，并不禁止一个人情欲的发动，和西洋的自然主义者也不同，并不要求他发动到一个推车撞壁的地步，但盼望他要发而中节、适可而止，止乎礼义的义字便等于宜字，等于适可而止。这适可的程度当然要看形势而定。夫妇之间的性生活的适可程度是一种，男女朋友之间的当然又是一种。张三看见朋友李四的妻子，年轻、美貌、人品端庄，便不由得不怦然心动，不免兴"恨不相逢未嫁时"之感。这就叫做"发乎情"，情之既发，要叫它立刻抑制下去，事实上当然不能，理论上也大可不必，要让它完全跟着冲动走，丝毫不加隔阻，势必至于引起许多别的问题，非特别喜欢多事的人也绝不肯轻于尝试。所以张三要是真懂得情理的话，就应当自己节制自己，他尽可以增加他敬爱李四妻子的程度，提高他和他们的友谊关系，而不再作"非分"之想，那"非分"的"分"就是"分寸"的"分"，这就叫做"止乎礼义"。发乎情是自然的倾向，止乎义也未始不是，不过是已经加上一番文化经验的火候罢了。"发乎情，止乎礼义"七个字，便是一种文化的经验，谁都可以取来受用，来培植他的自我制裁的能力，来训练他对人对己的责任心肠。

这样一说，不以生育为目的的性关系究竟是社会的还是私人的，也就不成为性道德问题的症结，问题的症结在大家能不能实践"发情止义"的原则。西洋社会思想的系统中间，总有一套拆不穿的"群己权界"的议论，任何道德问题，说来说去，最后总会掉进这权界论的旧辙，再也爬不出来。这在我们却并不是不可避免的。我们只知道此种行为不但不干社会全般的事，更不干于第二个旁人的事，而完全是我个人的操守问题，而此种操守的准绳，既不是社会的毁誉，鬼神的喜怒、宗教的信条、法律的禁例，而是前人经验所诏示的一些中和的常道；中和的常道之一就是"发乎情，止乎礼义"。霭氏曾说："我们不会对不起道德，我们只会对不起自己"，发乎情而不能止乎礼义，所对不起的不是礼义，不是道德，不是社会，而是自己。

四、关于第四根柱石——女子性责任的自负自决——不比以前的三根，我想谁都认为是毫无问题的。性责自负，当然和经济独立的条件，有密切的关系。霭氏的理想，大约假定能够实行新性道德的社会，也就是所有的健全妇女经济上能够自给的社会。对于这一点，我们在上文已经略有修正，到此我们更不妨进一步地假定，以为所谓经济独立不一定要完全实在的。在教养子女之余，或教养子女以后，经营一种职业的女子，当然有她的实际的独立，不过在没有余力经营职业的女子，或平日有此余力而适逢分娩的时期以致不能工作的女子，我们始终得承认他们有与经济独立有同等价值的身份。有到这种"等值"（Equivalent）的身份，不论她实际赚钱与否，一个女子的责任、权利与社会地位，便应该和实际从事一种职业的人没有分别。至于性责自决，也是一样的不成问题，若就生育子女的一部分的责任而论，她不但应该自决，并且应有先决之权。在生育节制方法已经比较流通的今日，这不但是理论上应该，也是事实上容易办到的事。

要女子能够自负自决她的性的责任，经济的条件以外，还有一个教育的条件。也许教育的条件比经济的还要紧，因为经济的条件，往往可以假借，有如上文云云，而教育的条件却绝对不能假借。所谓教育的条件，又可以分为两部分说。第一是一般的做人的教育。这当然是应该和男子的没有分别。这部分的教育也包括专业的训练，目的在使她前途能经济独立，或有独立的"等值"。第二是性的教育，目的在除掉启发性卫生的知识以外，要使她了解女子在这方面的责任，要比男子的不知大上多少倍，并且假若不审慎将事，她在这方面的危险，也比男子要不知大上多少倍。有了第一部分的教育，一个女子就可以取得性责自负的资格；有了第二部分的教育，她更可以练出性责自决的能力。资格与能力具备以后，再加上经济自给的事实或准备，女子在新性道德的局面里，才算有了她应得的女主人的地位。霭氏在全篇议论里，对于这一层似乎没有加以相当的考虑。他对于"性的教育"，固然已另有专篇，但是对于上文所说的第一部分的教育，他既没有讨论，对于这两部分的教育和女子性责自负自决的密切关系，又没有特地指出。这实在是全篇中的一个遗憾。

五、上文说过性道德的对象是社会，但这话还不完全。性道德的最后的对象是未来的社会，若就一人一家而论，便是子女。对于这一点，除了极端的个人主义者以外，我想也是谁都不能不首肯的。霭氏说："就已往、目前与未来的形势而论，我们便可以得像法国女作家亚当夫人（Madame Juliette Adam）所说的一个综合的观察，就是，已往是男子的权利牺牲了女子，目前是女子权利牺牲了小孩，未来呢，我们总得指望小孩的权利重新把家庭奠定起来。"

又说："社会要管的是，不是进子宫的是什么，乃是出子宫的是什么。多一个小孩，就等于多一个新的公民。既然是一个公民，是社会一分子，社会便有权柄可以要求：第一他得像个样子，可以配在它中间占一个地位；第二他得有一个负责的父亲和一个负责的母亲，好好地把他介绍进来。所以爱伦凯说，整个儿的性道德，是以小孩子做中心的。

爱伦凯不但这样说，并且还为了这说法写了一本《儿童的世纪》（*The Century of Child*）的专书哩。"

自从优生学说发达以后，子女不但成为性道德的中心，并且有成为一般的道德的对象的趋势。在民族主义发达的国家，这趋势尤其是明显。优生学家有所谓种族伦理的说法，以为伦理一门学问，它的适用的范围，不应以一时代的人物为限，而应推而至于未来的人物。有一位优生学的说容，又鼓吹"忠恕的金律应下逮子孙"的道理。六七年前，我曾经不揣谫陋的写了一本《中国的家庭问题》，站的也完全是这个立场。

以子女为最后对象的性道德或一般道德，终究是不错的。我们为什么要生命？不是为的是要取得更大的生命的么？这更大的生命究竟是什么，当然各有各的见解。一班个人主义或享乐主义者以尽量满足一己的欲望为尽了扩大生命的能事；一班狭义的宗教信徒，以避免痛苦于今生，祈取福祉于来世，做一个努力的对象；但是另有一班人以为更大的生命实在就是下一代的子孙，而使此种生命成为事实的责任，一大部分却在这一代的身上。

* * *

说到这里，西洋近代的性道德就和中国固有的性道德，慢慢地走上了同一的大路。霭氏在这篇文字里，曾历叙西洋性道德的两种趋势，在中国的历史里，我们当然也有我们的趋势，读者要知道它梗概，不妨参考陈东原《中国妇女生活史》一类的作品，我们不预备在此多说。但这趋势里的最昭昭在人耳目的一点事实，是不能不一提的。就是，子孙的重要。"宜子孙"三个字始终是我们民族道德的最大理想。女子在婚姻上的地位，大众对于结婚、离婚、再醮、守寡等等行为的看法，虽因时代而很有不同，女子所蒙的幸福或痛苦也因此而大有出入，但最后的评判的标准，总是子女的有无与子女的能不能维持一姓的门楣与一宗的血食。贞操一事，始终似乎是一个目的的一种手段，而自身不是目的。"饿死事小，失节事大"终究是一两个理学家的私见，而不是民族经验的公言，民族经验的公言是：失节事小，子孙事大。俞樾（曲园）的《右台仙笔馆记》里，记着这样一段故事：

松江邹生，娶妻乔氏，生一子名阿九，甫周岁而邹死，乔守志抚孤；家尚小康，颇足自存。而是时粤贼已据苏杭，松江亦陷于贼。乔虑不免，思一死以自全；而顾此呱呱者，又非母不活，意未能决。其夜忽梦夫谓之曰："吾家三世单传，今止此一块肉，吾已请于先亡诸尊长矣；汝宁失节，毋弃孤儿。"乔瘳而思之：夫言虽有理，然妇人以节为重，终不可失；意仍未决。其夜又梦夫偕二老人至，一翁一媪，曰："吾乃汝舅姑也。汝意大佳，然为汝一身计，则以守节为重，为我一家计，则以存孤为重；愿汝为吾一家计，勿徒为一身计。"妇瘳，乃设祭拜其舅姑与夫曰："吾闻命矣"。后母子皆为贼所得，从贼至苏州。

乔有绝色，为贼所嬖，而乔抱阿九，无一日离。语贼曰："若爱妾者，顾兼爱儿，此儿死妾亦死矣。"贼恋其色，竟然不夺阿九。久之，以乔为"贞人"，以阿九为"公子"，——"贞人"者，贼妇中之有名号者也。

方是时贼踞苏杭久，城外村聚，焚掠殆尽，雉豚之类，亦皆断种，贼中日用所需，无不以重价买之江北。于是江北诸贫民，率以小舟载杂货渡江，私售于贼。有张秃子者，夫妇二人操是业最久，贼尤信之，予以小旗，凡贼境内，无不可至。乔闻之，乃使人传"贞人"命，召张妻入内与语，使买江北诸物。往来既稔，乃密以情告之，谋与俱亡。乘贼魁赴湖州，伪言己生日，醉诸侍者以酒，而夜抱阿九登张秃子舟以遁。

舟有贼旗，无谁何者，安稳达江北。而张夫妇意乔居贼中久，必有所赢，侦之无有，颇失望；乃载之扬州，鬻乔于娼家，乔不知也。

娼家率多人篡之去，乔仍抱阿九不释，语娼家曰："汝家买我者，以我为钱树子耳，此儿死，我亦死，汝家人财两失矣。若听我抚养此儿，则我故失行之妇，岂当复论名节"。娼家然之。乔居娼家数年，阿九亦长成，乔自以缠头资为束修，俾阿九从塾师读。

俄而贼平，乔自蓄钱偿娼家赎身，挈阿九归松江，从其兄弟以居。阿九长，为娶妇；乃复设祭拜舅姑与夫曰："黾奉命存孤，幸不辱命。然妇人究以节为重，我一妇人，始为贼贞人，继为娼，尚何面目复生人世乎？"继而死。

俞曲园曰："此妇人以不死存孤，而仍以一死明节，不失为完人。程子云，饿死事小，失节事大，然饿死失节，皆以一身言耳。若所失者，一身之名节，而所存者，祖父之血食，则又似祖父之血食重而一身之名节轻矣！"

　　我记得以前看见这一段笔记的时候，在"天头"上注着说，"推此论而用之于民族，虽千万世不绝可也。"我现在还是这样想。

道德的定义和分类

　　我们讨论性在精神方面的种种事实，牵牵引引，终于到达子性的道德的问题。我们讲起娼妓的现象的时候，我们再三再四地不能不提到"道德"这个名词。但道德这个名词是很模糊的，并且因为它的意义不止一个，往往可以引起误会。读者阅读上文的时候，一定也感觉到，上文用到道德这个名词的时候，究竟指的是哪一种意义，几乎完全要读者参酌了上下文自己决定。但讨论的过程到此，到我们快要进入婚姻问题的时候[1]，我们为免除模棱的了解起见，便不能不对于"道德"的几个常用的意义，加以一番辨别的叙述。

　　伦理学的著作里所讲的道德是理论的道德。它所注意的是大家"应该"做些什么，或怎样做了才算"对"。在柏拉图所作的对话里的苏格拉底士就注意到大家的理论的道德，他想答复的问题是：大家在他们的行为动作里，"应该"追求些什么？不但苏格拉底士如此，我们不妨说，近代以前一切关于伦理方面的著述，无非是要答复这个问题。西奇威克说，这种理论的道德是一种学问，而不是一种科学，因为科学的根据是现存而已然的事物，而不是未然而应然的事物。

就在理论的道德的范围以内，我们也可找出两种不同的道德来，它们不但不同，并且有时候还要彼此歧视或只不过维持一种面子上的客气的关系，所以彼此谈起的时候，嘴角总不免一弯，鼻子里也不免哼一声："道德。"这两种道德是传统的道德与理想的道德。传统的道德是建筑在已往长时期的社会生活的习惯上的；和其他传统的见解一样，也是很牢不可破的；一个人呱呱坠地，便不由自主的受了它的包围。我们接受了它以后，它就变做我们的良心，随时随地会自动地替一切现存的规矩说好话；即使一个人也许早就否认了它，它还是不肯放松。例如许多以前对于主日礼拜竭力奉行的人，后来自己虽经过理论上的一番盘驳，以为奉行了未必"对"，不奉行了也未必"不对"，但一到不奉行的时候，不期然而然的自问总觉有些对不起"良心"似的。这种"良心"的抗议也就等于习惯的规矩的抗议，此种规矩，你虽不承认，社会全般是承认的，你现在虽不再承认，你以前却是在它们中间长大的。

理想的道德和传统的恰好相反，它所关心的是未来，不是既往。它的根据不是已往的一些越来越古老，甚至于越来越违反社会利益的种种社会习惯，而是一些新的社会行为，此种行为虽已有人实践，并且实践的人一天多似一天，但到底还没有多大的势力。就近代而论，哲学家尼采（F. Nietzsche）就是拥护理想的道德的一位健将，他主张拿一个开辟草莽者与建设新生活者的"英雄道德"来抵抗众人的传统道德或尼采所称的"羊群道德"。这两种道德自然是彼此对抗的，但是我们得记住，从接受和主张它们的人看来，它们都是合理的，也是绝对不可少的；对于社会全般也是如此，因为它们的对峙与竞争，理论的道德才能维持它的持平而不偏倚的形势。即就娼妓问题而论，我们就可以证明这一点；传统的道德是替它辩护的，不是替它的本身，乃是因为要维持一夫一妻制度的尊严，不得不以一部分的女子做孤注之一掷；但理想的道德却不承认有此种必要，它希望我们能够把婚姻制度逐渐改良，因而改变与减少娼妓的现象。

但除了理论的道德以外，世间固还有实际的道德这样东西。"应该"做的事是一事，实际做的事却又是一回事。这实际的道德才是最基本、最扼要的。拉丁文里摩瑞士（mores）和希腊文里的霭苏士（ethtos）都指着习俗这样东西；前者后来虽为英文的道德一词所本，但在当初并没有"应该"的意义，不过指俗的实际而言罢了[2]。就是多少有一些应该不应该的意义，那也是和上文所提理论的道德所要求的"应该"不同。习俗所责成你做的，往往也是你心上觉得应该做的，所谓应该，如此而已。但同时我们得注意，一个人做一件合乎道德的事，他的最初的动机也并不是因为他觉得应该这样做，这其间实在还有更深更近乎天性的理由在[3]。他并不是真因觉得应该这样做，乃是因为别人都这样做，习俗向来这样做，所以他以为他也应该这样做。在实际的道德里的"应该"的意义，不过如此。

一个社群的行为是受它的生活的需要所支配的，而所谓生活的需要又要受时代、地理环境与文化背景的限制。有的社群里有子女扑杀老年父母的习俗，此种社群里，不但社群全般觉得这是最好的办法，就是被杀的父母也有同样的感觉，所以到了相当年龄，便很愿意接受此种待遇；这种行为，对于那个社群，不但是在实际上合乎道德，在理论上也合乎道德[4]。在我们中间，年老的人可以受保护，到尽其天年为止；这在实际的与理论的道德方面，也都没有什么不合。这种合与不合显而易见和不许杀人的规矩或律法不生关系；我们也未尝不杀人，有时且以能多杀人为荣，例如在以爱国为名的"战争"状态之下，有时候因为经济的要求，杀了人也不算什么一回事，例如在畸形发达的工业制度之下的草菅人命；但是杀害老人，不但社会经济生活里无此必要，并且也是我们感情所不许可；我们文明的情绪生活要求老年人的维持和高年的享受。杀人行为的道德的意义，是以多变化出名的，时代不同，地域不同，意义即随之而异。在二百多年前的英国，一个人犯了小小的盗窃的案件，就可以判死罪，而当时的开明的舆论也并不觉得这有什么要不得。但在今日，这就很不合道德了。一个未婚生子的女子把初生的婴儿弄死了，这在她原完全是一种违反天性的万不得已的自卫行为；但许多国家的法律对她不是判死罪，便判终身监禁，而我们对于这种死罪判决的道德问题，到近来才开始加以怀疑。杀人的战争，究属合乎道德与否，我们似乎连疑问都还不大有，我们所已明白承认为不道德的不过是妇女、儿童与不参加战争工作的分子的杀戮罢了。一时代一地方各有各的道德观念，由此可见。

韦思特马克（Westermarck）说得好："严格言之，习俗是包括一个道德的规则的。……社会是一个学校，行事的是与非、错与对，是课程，而习俗便是总教习。"[5]习俗不但是道德所从出，也是法律所由本。"习俗就等于法律，就是法律。"[6]理论的道德固然有趣，历来许多聪明的哲学家都把它当做大教场一般来练习些思想的把戏，但因为练习得太多了，我们反而有把实际的道德丢在脑后的危险，要知道德的实质，终究脱不了社群中大众的一些日常实践的行为[7]。所以我们要在实际方面把道德下一个比较确实的定义的话，我们不妨说，道德是一部分的习俗，其履行的结果，在大多数的社群分子心目中，是认为对于在某时代某地域以内的大众，可以产生福利的。因为这一层道理，即因为此种福利是一个切实的当前的问题，而不是悬揣的应该怎样的问题，所以实际的道德才可以成为科学的一门。韦思特马克说得是："要是'伦理学'这一个名词是准备做一门科学的名词的话，那么那门科学只能够拿道德意识的事实，做研究的对象。"[8]

勒基的《欧洲道德史》（*Lecky, History of European Morals*）是一本研究实际的道德而不是理论的道德的著作。韦思特马克的那部大手笔，《道德观念的由来与发展》（*The Origin and Development of the Moral Ideas*），是一篇更新颖的客观的科学讨论；原书的题目虽嫌陈旧，不足以表示这一点，但其实质的价值则无可否认。书中所叙述的，就其大要而言，也不外历史上已然的事实，而不是未然而应然的一些悬拟。差不多同时出版的霍布豪斯先生的《演化中的道德》（*Mr. L. T. Hobhouse, Morals in Evolution*）也有同样的性质；它名义上虽以观念为讨论的对象，即以道德的规律为对象，而不以社会"行为的历史"自居，事实上它所讨论的规律也未尝不以有关"常人的常态行为"者为限（语见原书第一册，26页）。换言之，霍氏此书也不失为一本实际道德而不是理论道德的历史。近代思想家中最深沉也最能发人深省的一位，法人戈蒂埃先生（M. Jules de Gautier），在他好几本书里，尤其是在那本《道德的依傍性与习俗的独立性》（*La Dépendance de la Morale et l'Indépendance des Mœurs*，1907年出版）也用同样的眼光来分析道德的概念。他说："行为的现象，和别的现象一样，也是经验的一部分，所以道德这样东西，就是在历

140

史演化的任何时期里一切可以适用到行为的规矩条文，都是依傍着习俗的。"我也不妨征引到另一个法国学者的著作，就是莱维-布吕尔的那本《习俗的道德与科学》（Lévy-Bruhl, *La Morale et la Science des Mœurs*，书有英译本）它在实际的道德方面，也有一番极有力量的讨论。

所以归根结底，实际的道德是一种所谓硬碰硬的自然的事实，也是一切理论的道德，不论其为传统的或理想的，所由产生的基础。所以我们那种很普遍的深怕触犯或对不起道德的心理，是浪费了的。我们不会对不起道德，我们只会对不起自己。道德是以自然为根据的，所以我们最多只能加以变通罢了。克劳利（Crawley）说得很对[9]，就是传统道德中的金科玉律，其效用也无非在辅助自然，使种种自然的冲动，可以得到一种更有规则的表现；常人以为此种大经大法的目的在抑制自然，真是一大误解。此种金科玉律的弊病，像许多古板的东西一样，是在不能随时代而变通；往往原先是极有用的行为的规律，但时过境迁以后，它们却不能跟着变迁，结果就失其效用而成为生活的障碍了。这种障碍却也就是新的理想的道德所由产生的一大因缘；同时实际的道德也正在那里酿成新的结构，以适应新的生活的关系，而替代陈旧的与枯朽的传统的事物[10]。

理论的道德与实际的道德或道德的主体之间，显而易见有一种很密切的关系。何以见得呢？一方面，理论的道德原是社会生活中已然的习惯的产果，并且已经在我们的意识里经过了一番抽象的综合化，而又一方面，此种意识化的结果，又可以回过头来，对于流行的习惯，或加以拥护，或加以变通，便愈益适合于当时的生活。这其间互为因果与相互影响的手续是不一律的，其所以不一律的缘故是因为理论的道德实在有很不同的两种，我们不在上文已经说过了么？大凡传统的或"顾后"的理论的道德往往有留难的影响，使道德的习惯发展得慢，而理想的"前瞻"的理论的道德则有催促的影响，使此种习惯进行得快。所以实际的道德，或道德的主体，便成为这两种理论的道德的一种居间的东西。理想的或前瞻道德总是领着路，实际的道德习惯就永远在后头跟着，它跟得上跟不上和跟得上的程度自然又得看此种前瞻的道德是不是真正前瞻而是走得通的，设或是徒有前瞻之名，而实际上却走进了一条死巷或牛角尖，那么，实际的道德就跟不来了。有许多空洞的道德理想便是准备引人到牛角尖里去的。至于传统的与后顾的道德呢？它却是跟着实际的道德跑，在后面端详评论。所以结果是，任何时代的实际的道德虽和两种不同的理论的道德有前瞻后顾相互呼应的密切关系，但绝不会和它们合而为一，对传统的道德，它是"过之"，对理想的道德，它是"不及"。

对于这三种不同的道德，传统的、实际的和理想的，原是任何读者所知道一点的。但我们在这里的再三加以辨别，也自有故。我们以前在别处讨论到娼妓问题，也时常提到道德两字；在那时候我们并没有加以辨别，它所指的究竟是三种里的哪一种，往往让读者根据了上下文自己去斟酌。但我们现在讨论到性道德的演化的本身了。我们势不能不对于名词的连用，有一个更清楚的界限，所以才有上文这一番议论。我们现在不妨在此说明，下文中间所指的道德，除了特殊标明的以外，全都是实际的道德，即道德之切实见诸日常的社会生活者。至于前瞻或后顾的道德，即指到时，也是比较次要的。

注释（Endnotes）

1.霭氏另有《婚姻论》一篇，和本篇同为《性心理学研究录》第六集的一部分。——译者

2.中国道德一名词的由来，其实和西洋的很有些相像，"道"是"人所共由之路"，"德"以前作"直心"，《说文》上解作"外得于人，内得于己"，因为能够顺从一时的习惯，即走上大家走的路，所以能"外得于人"；既"外得于人"，斯"内得于己"，这种的解释方法去道德为习惯的原义还不远。徐锴以为应作"内得于己，外得于人"，"内得于己，谓身心所自得也，外得于人，谓惠择使人得之也"——那就成为后来的见地了。原有的解释是现实的，就事论事的，徐氏的解释便包含"应该"的与理想的意味。前者的道德近习惯，而后者便是仁义道德的道德。——译者

3.这些理由是和社群的治安有关系的。马太教授（Prof. A. Mathews）在《科学与道德》（Science and Morality）一篇文字里说："一切不道德的行为势必造成社群的痛苦，一切道德的行为势必造成社群的幸福。"见《通俗科学月报》（Popular Science Monthly），1909年三月号。

4.参看韦思特马克的《道德观念的由来演变》（Westermarck, Origin and Development of the Moral Ideas），第一册，第386—390、第522页。

5.同上注，第9页及159页，又第七章全章。与习惯相符合的动作可以得公众的赞许，否则所得为公众的厌恶愤怒。韦氏以为这种赞许与厌恶是道德评判的基础，并且还下过一番有力的讨论。

6.这一层是早经法学的作家所承认的，例如德人薛吕德（E. A.

144

Schroeder）的《性范围以内的权利》（*Das Recht in der Geschlecht Ordnung*），第5页。

7.美国社会学家桑姆纳（W. G. Sumner）在他的《民俗》（*Folkways*）一书里（第418页），甚至以为不妨把这个字"道德"的形式改变一下，以示与道德的真实的和基本的意义有别；同时又提出"摩瑞士"（mores）一字，来专指"一切可以促进社会改造的通用的与传统的习惯"。桑氏又说："不道德的一名词所指的无非是一些违反当时此地的'摩瑞士'的行为而已，此外别无意义。"但我们以为道德这个古老的名词实在一点也没有取消的必要，我们只要承认，在实际与应用的一方面，它实在是和习俗这样东西一而二、二而一的，那便够了。

8.同注4，第一册，第19页。

9.可参看的作品不止一种，例如《族外婚与中表为婚》（*Exogamy and Mating of Cousins*）一文，在《泰勒教授祝嘏文集》（*Essays Presented to E. B. Tylor*）中，第53页。这篇文章里说："在初民生活的许多方面里，我们往往发现一种欲望，好像是要帮大自然的忙，要把凡属常态的事物加以推崇，到了后来，更要用风俗与法律的威力，来加以五申三令。这种倾向，在我们文明的社会里，依然是很发达，并且因为推崇常态的缘故，往往对于一切反常与偏激的事物，很过不去，因此而受埋没的奇才异禀，也很不在少数。"

10.这也不外久、穷、变、通的道理，历来道德的大患在穷而不变，性道德尤其是如此。——译者

自由婚姻与女子的地位

　　有时候听人家说，或至少旁敲侧击地说，这种自由的运动里，女子是被动的，主动的完全是男子，而男子之所以发难，目的是在躲避婚姻的责任。这话和事实差得很远。

　　在路德会各牧师的很详细的调查报告里，他们再三提到德国女子在性的活动中的自动的能力。在但泽一带，据说"年轻女子献身给男子，甚或引诱他们，使堕入壳中"。军队的调动与驻扎，往往是乡间淫风发达的一大因缘，"但此中责任并不全在兵士的身上，大部分的责任还应该由乡间的女子自负，她们瞧见个把士兵，一半的心神就入了疯狂状态"。这是从德累斯顿（Dresden）一带得来的报告里的话。就德国东部的大概情形而论，这报告又总括地说："青年女子的淫荡并不亚于青年男子；她们实在极愿意被人诱入奸情；成熟的女子往往肯和半成熟的男子勾搭；有的女子往往连一接二献身给好几个男子。诱奸的主动人物不一定老是男子，女子也不在少数；她们不一定老在自己屋子里守着，静待男子的来到，却往往先到男子的卧处睡下。女子对于性交的兴趣既如是其大，所以便有许多人相信，在这一带的女子中间，到十六岁以后，便找不到一个处女，这一点虽无真实的统计，但知道了这一带的大概情形以后，也就不觉得骇人听闻了。总之，在乡间的工人阶级里，不贞操的现象是很普遍的，而男女之间，究竟谁的成分大些，倒也难分轩轾。"[1]

在知识阶级的女子中间，情形当然有些不同。行为上的限制，不论发自内心的或外加的，要比乡间女子多得多。处女的形式，至少在生理方面，总是保持着的，并且往往保持到很大的年纪，即使有错失，以至于不能保持，她们也必多方地加以掩饰，那方法之多和周密，是乡间的劳力女子所万想不到的。但是把假面摘去以后，基本的倾向还不是彼此一样。就英国而论，毛迭穆（Geoffrey Mortimer）说得很对：婚姻以外有性的经验的女子，无论其为（一）用心专一的一种或（二）因欲性发达、不畏人言、因而不求专一的一种，"在数量上实在比我们所猜测的要多得多。在任何社会阶级里，总有一些挂名的处女。有的名义上守身如玉，从没有接近过男子，实际上却已生过孩子，甚或不止一个；但大多数都能采用节制生育的方法。在外省市镇上悬壶的一位医生对我说：在他的区域以内，此种不规则的男女关系实在是一个常例，而不是例外"[2]。在德国也有类似的情形，有一位女医师，亚当雷曼夫人（Frau Adams Lehmann），在德国抗拒梅毒会的工作录[3]里说："至我诊察所里来的未婚女子，三十以上依然是处子的，我可以说是很少。"她又补一句说："这些女子是有眼力的，很勇敢，很真率，往往是女性中的铮铮佼佼者；我们应当与她们以精神上的援助，她们正为着一个新的时代努力迈进。"

常有人说，目前此种废除仪式，非到万不得已绝不举行的倾向是很不幸的，因为它对于女子的地位很有妨碍。目前的社会环境既以无仪式的婚姻关系为有乖风化，这见地当然是不错的，但同时我们也可以反过来说，要是社会舆论对于正式的婚姻确能拥护的话，它也就会供给一种动力，使以自由结合始的，都以正式婚姻终，那也就没有多大的妨碍。总之，妨碍之来，是由于社会的视听，而不由此种倾向的本身，假若本身会产生妨碍的话，则自由结合的风气，便决不会像今日之盛。且就熟知此种风气的人所告诉我们的种种事实而论，可知此种不斤斤以仪式为重的结合，对于女子的地位反而能多加体贴，并且甚至于对于双方的忠贞与婚姻生活的寿命，也有帮助。这样一个结论似乎是到处可以成立，初不限于任何阶级，或任何种族。这其间也许有相当心理事实的根据，一样做一件事，自我发动做的兴趣大，奉了别人意旨做的不但兴趣要小，日久且不免引起厌恶反抗。至于婚姻的仪式究属有没有自然的事实做依据，究属有多少，那是另一问题，将来别有讨论的机会。

自由结合对于女子要比带有强制性的仪式婚姻为有利，我们还可以举一两个例证。在伦敦的工人中间，这是早经承认的。婚前即发生性关系的例子，在他们中间并不希罕，社会对他们也很宽恕。布思（C. Booth）的那本巨著，《民众的生活与劳作》（*Life and Labour of the People*）的最后一册里（41页），便有这样的一句话："甚至于做粗工的工人，据说也是若和早就同居的女人结婚，结果最为圆满。这种见证特别的可以叫发生深刻的印象，因为说话的人当时并没有什么推求结论的意识，所以丝毫没有罗织成谳的嫌疑。"在这最后的一册里，作者又引一位牧师的话说："这些男女，要是不正式结婚，便可以凑合着相安无事，但若一旦结婚，结果似乎总不免恶声相向，拳足交加。"

也许有人说，这种比较良好的结果并不是自由结合本身自然而然所产生的，它并不是自然法则的行使的表现，乃是大城市与文化中心的道德势力所影响而成的。文化中心的道德势力极大，所以就是在合法的婚姻制度以外的人，也能被其泽惠。姑不论这见地对与不对，我们至少认为是可以搁置一边的。因为不在大都市里，不在文化中心里，我们也发现同样的情形。例如在牙买加（Jamaica），岛民大多数是黑种人，高度文化的影响在那里是可以说没有的；不正式的婚姻自然要比伦敦还要来得多，即生了子女，岛民也大都不用婚姻的方式使他们取得法律的地位。

以前地方上组织了一个委员会，来研究本地的婚姻法，据他们调查所得，五分之三的婴儿是私生的，这就无异说，法律上的所谓私生，在社会上已无所谓不道德，因为早已成为大多数居民公认的一种风气。男子对于法定婚姻的衰歇，很表示赞成，因为他们发现自由结合的女子管家要管得好些；女子对它也不可惜，因为她们发现自由结合的男子要比较靠得住，比较不会有外遇。这些事实，李文斯东在他那本很有趣的《黑的牙买加》（W. P. Livingstone，*Black Jamaica*一八九九年）里，叙述得很清楚。他说，当地的民众承认"男女两人彼此以忠诚态度同居，便是婚姻"（210页），他们又说："他们是结婚了，但并没有劳牧师的法驾。"[4]他们所以不赞成法定婚姻的理由之一，是他们很不愿意出那笔取得官家准可的手续费[5]，往往有过了一二十年，子女已经成人以后，他们才补行正式的婚礼[6]。在牙买加和其他类似的地方的这种情形，还有一个有趣之点，就是女子的地位特高。上文所引的李文斯东说："农民中间的女子到现在还是几乎完全不倚赖男子，在体力与智力上，她们往往比男子强。"（同书212页）男子的好歹是不能预料的，也许前途会变做一个坏蛋，不但不能帮忙，反而添一沉重负担，所以她们便不愿意太倚赖他们，以致太受牵制。但凡属自由的结合，也不致中途离散。但若一旦经过法定的束缚，婚姻生活就会渐渐的不容易忍受，终于不免彼此仳离。可见婚姻偕老的保障并不在法律，而在"彼此的相爱与相忍所造成的一种局势"（李氏书，214页）。但此种情形，晚近也有改变的趋势，在宗教与社会势力的制裁之下，牙买加的民众已逐渐地切心于接受所谓"冠冕的"性关系的种种观念，那就很可惜了，因为参考李氏在上文所说的话，可知"冠冕的"观念一多，真正的道德也许就不免减少。但即就牙买加原有的情形而论，李氏以为也有美中不足的一两点，就是不道德的男子很容易躲避他的做父亲的责任，推原其故，是因为法律没有规定，把父亲的姓名登记在出生证上（同书256页）。在任何私生率占半数以上的国家，这一点，就是把父母的姓名登记在出生证上，是万不可少的。所以牙买加政府在这方面的失察，是很难原谅的，不费挥手之劳，他们便可以使"每一个婴儿有一个法定的父亲"（李氏书258页），但是他们却没有办。

根据上文所叙的一切，可知在今日之下———一半因为经济的原因，一半也因为文化过程中更深邃的种种趋势，我们已经进入一种新的境界，在这境界以内，女子一方已经往往能超脱以前的法定的性关系的束缚，而男女两方，即使缔结法定的性的关系，也大都能维持他们各个的独立性，讲起澳洲的土人，克尔（Curr）说："在白人未到与原始的风俗未崩溃以前，我从没有听见过一个女子过了十六岁还没有丈夫的。"[7]在今日的欧洲，在比较偏僻的地方，也还有同样的情形。这些当然谈不到这个境界。但是在富庶一些，比较富于活力、善于进取的国家，情形便大不相同。不但结婚结得迟，并且一部分的男子，和更大的一部分的女子（在一般的人口中间，女子原比男子为多）始终不走上婚姻的路[8]。

注释（Endnotes）

1.《德国的性与道德的关系》（*Die Geschlechtlichen-sittlichen Verhältnisse im Deutschen Reiche*），第一册，第218页。

2.《人的恋爱的几章》（*Chapters on Human Love*），1898年出版，第117页。

3.载在《性教育学》（*SexualPädagogik*），第271页。

4.原文作"Married But not Parsoned"，无法直译。——译者

5.在南美洲的委内瑞拉国（Venezuela），大多数的婴儿也是正式婚姻以外的产物，据说最大的理由并不是道德的荡驰，而是怕出那一笔正式婚姻的费用。

6.据德罗（Hugues de Roux）说，在非洲阿比西尼亚（Abyssinia），民众信奉基督教，而认婚姻是一件能结而不能解的行为，但因为费用太大，大家总要等到中年以后、老年快来到的时候，才举行婚礼。见《性的问题》（见前），1908年4月，第217页。

7.野蛮民族与半开化民族中，几乎没有独身的现象，证据甚多，可参考的文字亦不少，例如韦斯特马克的《人类婚姻史》（*History of Human Marriage*）第七章。

8.例如法国有不婚的女子二百万，比利时有全数女子百分之三十，德国有时候高至百分之五十。

女子地位与历史倾向——母权论平议

大批的成年女子不走上婚姻的路，他们纵有性的关系，也不受国家和舆论的承认，并且这种人数一天多一天，这当然有它的严重的意义，值得我们加以推敲。但在推敲以前，我们不妨先把历史上对于女子的身份有密切关系的两派倾向，先约略温习一遍。这两派倾向，一主张两性的社会平等，一主张女子的社会服从，到现在还都在西洋人中间活动。无论在行为方面或见解方面，用实际道德的立场或用理论道德的立场，来追溯这两派倾向，都是不难的。

有一个时候，学术界流行着一种见解，以为在人类社会生活的初期里，在父权时代确立以前，另有一个"母权"的时代，在那时代里的女子不但不受男子的庇护，并且有极高的权力[1]。五十年以前，德人巴霍芬（Bachofen）便是此种见解的最有力的说客。

他读希腊史家希罗多德（Herodotus）的著述以后，在小亚细亚的古吕西亚人（Lycians）中间发现了一个最可以代表的"母权"的例子，因为希氏说，吕西亚人从母受姓，也因袭母的身份，而不从父，不因袭父[2]。巴氏相信这一类的民族是"女子政治"的[3]，治权是在女子的手里。这种见地，尤其是像巴氏的那种说法，到现在已经不能说有多么大的力量。至于从母受姓的习惯，即所谓母系的制度，确乎在有一个时代是很普遍的。但我们很早就知道，系虽从母，一族的治权却不一定在母亲手里，往往在各式公权的制度里，我们可以找到母系的同时存在[4]。巴氏的说法虽去事实太远，近年以来，一部分见地，却又走了另一极端，把母系制度下女子分有应得的权利否认一个干净。这当然又是和事实不符的，即使没有事实做依据，理论上似乎也大不近人情。苏门答腊（Sumatra）的所谓"恩比拉那克"（ambilanak）式的婚姻，我们就不妨拿来当做母权制度的一派，在此种方式下的婚姻，男子住在妻子的家里，虽不付什么代价，地位却是属体的而不是主体的。古吕西亚人的实在也就是这种制度，据希罗多德的那种写法，我们万难断定它有女子政治的意味[5]，我们却知道，小亚细亚一带的妇女古时候全都能享受优良的待遇和高度的权利，初不独吕西亚的女子为然，这一点我们在基督教初期的历史与文字里还可以找到一些痕迹。母系的制度确乎能够提高妇女的身份，我们在古亚拉伯的"比那"（beena）婚制里可以找到一个更显明更清楚的例子。在"比那"婚制之下，女子的地位和普通买卖婚姻制下的大不相同。买卖婚姻制下，女子多少有些货物的意味，多少要受人的作践，但在"比那"制下便不然，女子是帐幕和一切家庭财物的主人，有了财主的身份，有了不必依傍丈夫的自由与能力，她的尊严也就提高了[6]。

原始时代从母得姓的倾向还可以叫我们联想到一点，就是原始的人类未尝不承认，在生殖的作用上面，母亲的力量要比父亲为大。既联想到这一点，我们便不由不想到原始文化里的另一种的倾向。就是，在神道的崇拜里，女神的地位要比男神稍胜一筹。女神的地位既比男神为崇高，则女子的地位绝不至于比男子为低，似乎是一件势所必至的事。原始的妇女往往和宗教的职司有重大的关系，原因也就在于此了。在澳洲中部的各部落有一种共同的传说，就是，以前举行宗教仪式的时候，女子的名分原是很大的，到了后来，才几乎完全变做男子的职司；但即在今日，至少有一个部落似乎还保守着不少的以前的习惯，宗教仪式里依然有女子参加；可见那共同的传说是不为无据的了[7]。其实在欧洲也未尝不如此。开尔特民族以及地中海各民族的原始的许多神道，在基督教来到以后，虽全都退居不清楚的背景里去，但同时退避，而隐约之间，女神的影子要比男神的摇晃得大[8]。爱尔兰民族是以保守著称的，古代的习惯与传统思想至今还存留得不少，女子的地位也就比别处要高出许多，无论婚前婚后，她都享受不少的自由。他们说："每一个女子可以走她自己愿意走的路。"
爱尔兰女子在婚后的地位和离婚的自由，都要在基督教教会以及
英国的习惯法所许可之上[9]。母系的制度对于女子的地位，有特
殊的良好影响，初看似乎不容易承认，但我们要知道，就在最与
女子不利的文化环境之内，女子对于男子，往往能行使很大的压
力，使男子轻易不能以横暴相加，不利的环境之下尤且如此，何
况有母系制度的帮衬呢？[10]

注释（Endnotes）

1.这种见地，如其完全从生物学的立场来看，也不能说没有理由，因为在所以绵延种族的性的功能上，女子的名分似乎比男子要大许多。步虚（D. W. H. Busch）在八九十年前就说："要是我们完全从体质方面来看性的本能，不但女子不能算作男子的资产，而且若把男子当作女子的资产，理由反而要来得充分。"见《妇女的性生活》（*Das Geschlechtsleben des Weibes*），第一册，第201页。

2.见希氏史书，第一册，第一百七十三章。

3.按这里所说的"女子政治"或"女治"，英文为Gynaecocracy，"女治"和"母权"（Matriarchy）程度上很有一些分别。"母权"的社会，民族学上还可以找到一些资料，但"女治"的社会，便几乎完全没有。巴霍芬一班人的错误就在根据了一些母权的零星资料，来树立一个"女治时代"的学说。——译者

4.系属和治权事实上是截然两事，早经达而恭在他的《母权与父权》（L. von Dargun, *Mutterrecht und Vaterrecht*，1892年出版）上说过。韦思特马克虽以为施丹麦兹（Steinmetz）并没有绝对证明在母系制度之下，夫权一定会减少，同时却也可以为假若一个丈夫住在妻子的家里，他的权力多少要打些折扣。见本书"道德的定义和分类"一节注8所引书第一册，第655页。

5.同注3。

6.见斯密士的《古阿拉伯的氏族与婚姻》（Robertson Smith, *Kinship and Marriage in Early Arabia*）；弗瑞泽尔在1886年3月27日的《学院杂志》（Academy）里也以为非洲阿比西尼亚（Abyssinia）北境的半色米底人（Semitic），因为没有经历过回教的富有革命性

影响，到今还保留着一种婚制，和"比那"婚制十分相像，但此种婚制同时也包括一些另一种相反的制度的遗迹，这种相反的制度，在斯密士的书里叫做"巴尔"（Ba'al）婚制，那就是一种以女子为财产的买卖婚了。

7.斯朋色尔与格林合著的《中澳洲的北方部落》（Spencer and Gillen, *Northern Tribes of Central Australia*），第358页。

8.见瑞伊士和勃林冒琼士合著的《威尔虚民族》（Rhys and Brynmor Jones, *The Welsh People*），第55—56页。又瑞伊士独著的《非基督教的开尔脱民族》（*Celtic Heathendom*）第93页。

9.同注8合著书，第214页。

10.葛劳力（Crawley）举过许多例子，见《神秘的玫瑰》（*The Mystic Rose*），第41页及第41页以后。

女子地位与历史倾向二
——古代各民族的遗业

　　古代许多大国的情形和上文所说的有些相同。大体言之，大半在它们历史的初叶、即生长的时期里，和它们的末叶、即成熟的时期里，女子的地位总有提高的倾向；但是在中叶、即父权全盛而军事组织最占优势的时期里；女子的地位就得差一点儿了。这种高而降低，低而复高的循环的运动似乎差不多已经变做大一些的社会集团所由发展的一条自然法则。巴比伦的历史，便是很显豁的一例。最初巴比伦的女子是有完全的独立的人格的，她的权利也和她的丈夫和弟兄相等，稍后，据汉谟拉比（Hamurabi）法典所规定的种种，她的义务虽没有改变，权利却比以前为少了；最后到了所谓新巴比伦的几个时期里，她又重新取得和她的丈夫相等的权利[1]。

埃及妇女的地位，以末叶的为最高，在它的长期历史的其余段落里，女子的地位也始终能维持相当的水平线，并且始终有继涨增高的趋势。同时，因为婚前的贞操是一件不大注意的事，而婚约的缔结也不以处女为重，我们更可以知道埃及人的妇女观是没有资产的嗅味的。虽远在三千五百年以前，男女的平等[2]，便早经埃及人承认。还有一桩事实，足以证明埃及女子地位之高，就是，她的子女，是无论怎样，不会有私生的名目的；就是一个奴隶的妇女胡乱生了子女，也不适用私生的名义[3]。阿美利诺（Amélineau）说得好："能够把妇女的尊严在人类历史上作第一次的宣示，这是埃及民族道德的荣光"[4]，所谓"婚姻主权"的观念，即男女成婚以前，主权究应谁属，埃及人是完全不懂的。巴比伦和埃及的文化，同样的稳固，同样的有活力，同样的享国久长，对于人类全部的文明同样的有悠远的影响，而同时女子的地位，也是同样的优越——此中意味，真是耐人寻味。

　　在犹太民族的历史里，似乎找不到一个居间的时期，女子的地位，从完全的服从到自由的逐渐扩大，其渐进的步骤似乎是很一贯的。最初，一个丈夫可以不问理由地把妻子休去。（这并不是父权的一种扩大，而是纯粹的一个婚姻权或夫权。）后来这主权逐渐的受限制，不能随便行使，这在《旧约》的《申命记》里就开始可以看出来。后来的《犹太法典》（*Mishnah*）就更进一步，遇到妻子有可怜悯矜惜的情形时（如疯狂、被劫夺、幽禁之类），便根本不准休弃。自公元后1025年以来，除了合法的理由或得到妻子的同意以外，离婚是不可能的。同时，妻子却开始取得她的离婚的权利，就是可以强迫丈夫把她休去，丈夫设或不从，便得受刑法的制裁。离婚以后，女子便自己取得完全独立的人格，并且可以把丈夫给她的一分奁产带走。犹太人的法律虽严，而犹太教领袖对于法理的解释却宽，所以能顺着文化渐进的潮流，把女子的性的公道和平等，随时地提高[5]。

阿拉伯人在这方面的演进，也是有许多地方对于女子是有利的，尤其是在承继这一点上。在穆罕默德以前，就麦地那（Medina）地方流行的制度而论，女子是几乎完全没有继承权的。《可兰经》里立法的部分，就把这规矩改了，虽没有把它完全取消，至少是对女子的地位，已经促进不少。所以有这一番改制的理由，据说是因为穆罕默德的籍隶不是麦地那，而是麦加（Mecca），在麦加地方，当时还存留着一些母权制度的痕迹[6]。

说到这里，有一点不大受人理会的意思，我们不妨一提。就是，就在女子的权利受压迫、女子的人格被制服的时代里，此种压迫和制服的动机也实在出乎保护女子的一念，有时候一重新的压迫的产生也许就是一种新的权利的取得的标识。仿佛我们把女子深深地禁锢起来，目的原不在剥夺她们的权利，而在保护这种权利，使越发不可剥夺，爱之弥深，于是保护方法的采取，便不觉弥加周密。后世文化生活日趋稳定，女子的境遇不像以前那般危险，这种爱护的动机大家便不再记忆，而社会对于女子和她的权利的多方关切，反变成一种障碍，一种苦难。

罗马的妇女，在最初时期里的身份，我们几乎全不知道；在罗马的历史开始看得清楚的时候，父权制度已经很根深蒂固的成立，而女子不过是一个严格的"在家从父"与"出嫁从夫"的人格罢了。但罗马文化逐渐发展以后，女子的地位也就跟着发展起来，其大概的趋势和巴比伦与埃及的可以说是一般无二。但是在罗马有这么一点分别，就是，罗马文化的由粗而细，帝国版图的由小而大，是和罗马法制的灿烂的发展有连带的关系的，而罗马法终于把妇女的身份，几乎提高到了一个超凡入圣的境界。在民主时代的末期，女子的法律的地位已经慢慢的相等，到两位安东尼帝的时代，那些法律专家（Jurisconsults），受了自然法的学说的指引，便形成了两性平等的观念，认为它是一种秉公的法典应采取的原则。到此，父权制度下妇女的服从便完全成为历史上的陈迹，不再有人拥护。这种情形，一直要到查士丁尼帝（Justinian）的时代，在基督教的势力扩大以后，才不能继续维持，而妇女的地位重复经历到一种新的磨难[7]。但是在妇女地位最占优势的时期里，旧式的罗马婚制就完全换了花样（实在也是旧花样翻新，不过在以前是认为不大名誉的罢了；这种新方式的婚制，从法律的立场看来，便等于把女子从父母家取出，而在夫家暂时存放一般。所以对于丈夫，她是完全独立的（尤其要是妆奁是她自备的话），对于娘家，也不过是名义上有隶属的关系罢了。罗马婚姻是一个私人的契约，假使要的话，也不妨举行一个宗教的仪式，既属契约，便可以不拘理由地解除，只要取得家族会议的许可，觅到有力的见证，和履行相当法定的手续以后，双方便可以分手。这样的婚姻是以同意做第一要义的，既可以同意而合，即不妨因不同意而离，其间并没有什么可耻的地方。这种离婚对于罗马妇女的幸福与道德，也并没有什么坏的影响[8]。这样一个制度，显而易见比任何基督教发达后所树立的任何制度，要来得合乎现代的开明的情理。

还有一点要注意的，就是，这样一个制度，绝不是只是一个法律的创作物，而是一个赞成男女平等的开明的舆论所自然形成的副产物。罗马人的赞成两性平等，也并不笼统，而是能深入性道德的范围。普劳脱士（Plautus）是在这方面的一个先觉，他借了那个老奴隶西尔拉（Syra）的嘴，问为什么在贞操的题目上，法律所责成于男子的不和女子一样[9]。比普劳图斯稍后的又有那位法律家乌尔比安（Ulpian），乌氏在文章里说："一个丈夫要责成妻子严守贞操，而自己却不做一些榜样出来，这似乎未免太不公平了。"[10]这些问题的原因很深，决非社会立法所能解答，但当时的罗马人士居然能把它们提出来，也足见他们对于女子的一般态度，是如何的开明了。到罗马文化的末期，父权制度对于女子的维系力，便已不绝如缕，名义上她虽还脱离不了"从父"的关系，而事实上却是十分洒脱，可以和她的丈夫齐驱并驾。霍布豪斯（Hobhouse）说："罗马帝国的主妇，其自主的能力，要比任何古代文化里的主妇为充分，要有例外的话，也只有一个，就是埃及在某一时期里的主妇；并且，我们不能不添上一句，也比任何后来的文化里的主妇，要来得圆满，连我们自己这一代的主妇也还不是她的对手。"[11]

许多人根据育文奈尔（Juvenal）和塔西陀（原名见前）两个讽刺家的文字，以为后期的罗马女子是很逾闲荡检的。但是在讽刺家的笔墨里，要对于一个伟大的文化，寻一幅整个的、匀称的鸟瞰图，我以为至少是徒劳无功的。霍布豪斯[12]的结论是这样的：最初的罗马法律规定下来的婚制，把女子很严厉地安放在丈夫的掌握之中，在这时期里，她当然是一个良妻，是丈夫的伴侣、顾问、朋友；到后来法律一变，她的权利也一变，但是她的良妻的地位，她的所以为丈夫的伴侣、顾问、朋友，却始终没有变，这不是很难能可贵的么？大多数的学者到现在似乎都已经有此种见解，弗里德兰德（Friedlander）虽曾置疑于此，但那时代还早，也许有看不真切的地方。迭尔在他那本看得很真切的《罗马社会》（Dill, *Roman Society*）里（163页）就说：罗马女子的地位，在法律上与事实上，都在帝国时代逐渐地提高；提高的结果，她的道德和受人敬重的程度并没有减少，她的才艺和令人爱慕的程度却加多；行为上的束缚既少，她的风度和势力就有了放大的机会，甚而至于在政治与社会事业里，都可以感觉到；她和她的丈夫的地位，确乎是越来越接近，越来越相等。一直"到西罗马帝国的末造，她这种地位和势力并没有衰退"。杜那尔曾，在他那本有价值的《妇女史》（Donaldson, *Woman*）里，也以为罗马帝国的后期里，道德并不沦丧；"要是萨尔维恩的记载有几微可靠的话，那么，非基督教的罗马纵有它的淫放的地方，但比起基督教的非洲，比起后来的基督教的罗马和基督教的高卢来，真是小巫见大巫了"（113页）。萨尔维恩对于基督教的记载也许是偏激而形容过火的，但是非基督教的讽刺家和基督教的禁欲的传道家对于古罗马所叙述的种种又何尝不偏激、不过火，恐怕还要偏激过火得更厉害些咧。

我们要再寻一个在开明的程度上与罗马的末期差堪比拟的文化时期，我们得跳过一千几百多年而到十八与十九世纪的英法两国。在这时代里的法英两国，我们才再度发现一次道德的与法律的两性平权运动，在法国的尤其是早一些。在这运动的前驱，我们也发现一大串开辟草莽的人：阿斯特玛利（Mary Astor）、"一个有品格的女子苏菲"（Sophia a Lady of Quality），塞革（Segur），辉勒夫人（Mrs. Wheeler）、而尤其著名的是乌尔斯顿克拉夫脱女士（Mary Wollstonecraft）和她的那篇宣言《女权的一个拥护》（*A Vindication of the Rights of Woman*），以及穆勒约翰（John Stuart Mill）和他的那篇论文《妇女的制服》（*The Subjection of Women*）[13]。

注释（Endnotes）

1.见瑞维岳《古代的妇女》（Revillout, *La Femme dans l'Anliquité*）一文，载1906年的《亚细亚杂志》（*Journal Asiatique*），第七卷，第57页。同时可以参看马克斯（Victor Marx）所著的《阿叙利亚考古学一得录》（*Beiträge zur Assyriologie*），1899年，第四集，第一篇。

2.霭氏在早年的作品里，也往往用"平等"这个名字；要是仅仅用于法律一方面，当然不成多大问题，但若把它适用到生活的全部，霭氏自己也知其未妥。霭氏在1929年修正的《男与女》的序文里，便提出"均值"（Equivalence）的概念，来替代"平等"（Equality）的概念。现在译文中，不论其所应用的为法律方面与否，一概译作"平等"，以存其旧。——译者

3.见杜那尔曾《妇女简史》（Donaldson, *Woman*），第196、241页及以后。尼佐尔特在《埃及的婚姻》（Nielzold, *Die Ehe in "Agypten"*）第17页上说起提奥多罗斯（Diodorus）所说的埃及没有私生子的话似乎还应加以注解，不应按着字面接受。但无论如何，埃及的私生子在社会上并没有什么不方便处，却终究是一大事实。

4.见亚美利诺《埃及人的道德》（Amélineau, *La Morale Egyptienne*），第194页，又霍布豪斯《演化中的道德》（Hobhouse, *Morals in Evolution*），第一册，第187页；又白脱瑞《古埃及的宗教与良心》（Flinders Pelrie, *Religion and Conscient in Ancient Egypt*），第131页及以后。

5.见亚姆饶姆的《犹太的离婚法律》（D. W. Amram, *The Jewish Law of Divorce*）。

6.见马尔色的《回教法律上的父母与继承人》（W. Margais，*Des Parents et des Alliés Successibles en Droit Musulman*）。

7.见梅恩《古代法律》（Maine，*Ancient Law*），第五章。

8.同注3所引杜氏书，第109、120页。

9.Mercator（疑为一种地理学的刊物）第四卷，第5页。

10.《法律精粹编》（*Digest*）第四十八册，第十三卷，第5页。

11.同注4所引霍氏书，第一册，第213页。

12.同注4所引霍氏书，第216页。

13.此外比较不甚知名的先进还多，可参看麦吉尔孔姆女士（Harriet Mcllquham）在《惠斯明士德杂志》（*Westminster Review*）中所发表的许多篇文字，尤其是1889年11月份及1903年11月份的两篇。

今昔异势与女子人格的发展

但这些都是比较的旧话了，近代社会状况已大有变迁，无论为女子自身的利益，或为社会全部的利益计，它已经不再要求女子要处一个服从的地位。社会的状况既变，于是习惯和法律就有跟着转变的趋势。同时，一个女性人格的新观念、新理想，也就应运而生。古代"夫为妻纲"、"天字出头夫作主"一类的观念固然还没有完全消灭，并且时常还有人在那里自觉地运用。做丈夫的往往用命令式的口吻对妻子说：哪种业余的职务（即家事以外的职务）不要做，哪些地方不要去，哪些人可以不必认识，哪些书可以不必看。靠着传统下来的老牌子，靠着他所谓"乾刚正气"，依然自以为能管束她、制裁她。以前行使父权的那些立法者不说女人是应该在男人的手下（under the hand）的么？但同时大家也都渐渐地明白这一套把戏对于现代的人是不相宜的了。德国迈瑞德女士（Rosa Mayreder）在一篇很有思想的论文里说[1]：现代的男子，要在夫妇关系之间，再扮一个叱咤风云、颐指气使的脚色是不行的了，因为他已经不再有这种准备。渔猎时代的男子，是一个英雄好汉、一个有"贵族气概的野人"（"Noble Savage"），他整天的在山林中东奔西驰，一面猎取凶猛的野兽，一面，于必要时，还得剥取敌人的头皮；他的生活是何等的艰苦卓绝。这样一个男子，偶然放出一些丈夫的架子来，把打野味、打敌人的棍轻轻地在妻子的头上敲一两下，那确乎是有效的，甚至于做妻子的还不免觉得夫恩深重、感激涕零[2]。但是现代的男子怎样？他也许在大班的写字间里过着生活，整天的守着半只桌子，驯服得像绵羊一般；他已经练出一种逆来顺受的功夫，大班责备他，他可以忍气，客人笑骂他，他可以吞声。这样一个男性的典型人物，晚上回到家里，试问他还能玩那"有贵族气概的野人"的那一套把戏，而玩来可以发生效力么？当然不能。不能而勉强为之，妻子的反应，是可想而知的了。这一层，现代做丈夫的已渐渐的能够了解，他在日常的居家生活里也自然会体验出来，初不待一般文化趋势的诏示。至于有一些思想的现代人物，至少在原则上，已经承认妻子是和他平等的，就在比较不甚思想、而孜孜于名利两途的现代人物，也至少觉得要是他不能让妻子和他有同样的自由，他的面子上就不大好看，并且在与人周旋交际的时候，也有许多实际的不方便。此外，我们还得了解，近

170

代不但男子已经取得几分女子的性格，女子已经取得几分男子的性格，并且两方所得的多寡是相当的[3]。

注释（Endnotes）

1.见女士所作《男子拳力杂论》（*Einiges über die Starke Faust*）一文，载1905年出版的《女性论评》（*Zur Kritik der Weiblichkeit*）。

2.探险家拉斯摩孙（Rasmussen）在他的那本《极北民族》（*People of the Polar North*）里，第56页上，描写一对夫妇打架，起初打得非常凶险，彼此都把对方打倒过一次。"但不久以后，我再往里窥视的时候，他们已经交颈熟睡，彼此还拥抱着咧"。

3.可参看鲁杜维溪（A. M. Ludovici）的作品：Lysistrata，（有中译本）Woman: A Vindication; Man: An Indictment，又刘英士译的《妇女解放新论》（Meyrick Booth, *Woman and Society*），在这一层上也有发挥，此书现归商务印书馆印行。——译者

性道德与个人责任

上文的讨论虽则实际不能不很简单，但至少已经够做我们的一种准备，教我们了解，文明进展到今日之下，所谓性道德的中心事实，只能有一个，就是个人的责任心。霍布豪斯，讨论人类道德的演化，所到达的结论也不过如此；他说："一个负责任的人，不论是男是女，是近代伦理、也是近代法律的中心。"[1] 假若同时没有此种个人的责任心的发展，来做我们的帮衬，我们目前的新性道德运动，想把性的关系，从不自然的规条的强制与束缚之下，解救出来，原是不可能的，并且也是极危险的。虽或可能，恐怕不到一年，这世界便会变做一个人欲横流、无可挽救的世界。我们要的是性关系的自由，不错，但没有人们的两相信任，自由是不可能的，而两相信任的基础条件，便是彼此的责任心。没有个人的责任心可以依靠，自由也就无法产生。在道德生活的别的许多方面里，此种个人责任的观念，在社会进步的过程中，是产生得比较很早的。唯有在性道德的一方面，我们到了最近才算取得了同样的观念，来做我们的准绳。性的势力原是一种不容易驾驭的势力，所以历来的社会，往往多方地造作种种很复杂的习惯的系统，来加以周密的防范，同时，对于社会分子的能否尊重此种习惯，也深致疑虑，不能不时刻提防。在此种形势之下，它当然不会容许个人的责任心有什么置喙的余地。但经过许多世代以后，此种外铄的限制也自有它的极大的好处，它给我们以相当的准备，使可以享受自由之乐，而不至于受放纵之害。以前的神学家说，先世的律法是一个手拿戒尺的教师，可以引导后世皈依基督；近代的科学也这样说：先世不先受一种毒素的袭击，以至于受淘汰，后世便不能产生对此种毒素的抵抗力，而享受更丰满的生命；说法虽各有不同，而其精义则一。

一个民族要演进到了解个人责任的地步，是不易的，是很慢的，要是在一个神经组织还未臻相当复杂的程度的种族，此种观念怕就无从适当地发展。在性道德一方面，尤其是如此。在一个低级的文化和高级的文化发生接触的时候，这种观念的缺乏，便最容易看出来。宣教师到许多民族中间去传教，不由自主地把土著的严密道德制度给推翻了，也不由自主地把欧洲的自由的习惯给介绍了进去，但土著的民族对于这种自由是毫无准备的，毫无准备而作东施的效颦，结果真是糟不可言。这是已经屡见不鲜的事。中非洲的巴干达人（Baganda）原先组织很好，道德的程度也是很高的，详见兰姆金上校（Colonel Lambkin）向政府的报告[2]，但后来就闹了一个乱七八糟。

在南太平洋的群岛上，情形也大致相同，文学家司蒂芬孙（R. L. Stevenson）的那本有趣的游记、《在南方诸海》（*In the South Seas*，第五章）里，说在白人光降以前，岛中土人大都是很贞洁的，对于青年男女的行为，也注意得很周密，现在是大不相同了。

就是在斐济（Fiji）岛的岛民，情形也不见佳妙。太平洋高等委托官（High Commissioner of the Pacific）史丹摩勋爵（Lord Stanmore）是一个不耳食的评论家，他有一次说：传教的工作在岛上有"奇伟的成功"，所有的岛民至少在名义上没有一个不是教徒，岛民的生活与品格也已经改变不少，但贞操却受了打击了。有一个皇家委员会，调查斐济土著种族的状况时，也发现这一点，在他们的报告里也记了下来。费邹德先生（Mr. Fitchett）评论这个报告的时候，说[3]："委员会所根据的见证中间，有好几个说，岛上的道德的进步是像补缀的衣服，东一块西一块的，叫人见了觉得奇怪。例如他们说，多妻制的废除，对于女子未必完全有利。在斐济岛上，女子原是一个劳作的人，以前多妻制通行的时候，一个丈夫的供养，是四个妻子分担的事，所以责任轻，现在却要一个妻子独任其劳了。在基督教没有来到以前，女子的贞操，是用棍子来保障的；一个不忠贞的妻子，一个未结婚的母亲，一棍子就给打死，倒也干净。基督教却把这棍子的法律给取消了，它劝诱大家用道德的制裁，又用天堂地狱之说来警醒人家，但岛民的想象能力终究有限，天堂的好处，他们既见不着，地狱的痛苦也觉不到，于是实际的效力反而不及那根棍子，而岛上的贞操的标准便低得叫人伤心了。"

我们得始终记住，原始民族的种种有组织的精神与物质的约束一经破损、一经取消以后，贞操这样东西便越见得像惊涛骇浪中的不击之舟，动不动便有翻沉的危险。个人责任心的自动的制裁，价值虽大，虽属万不可少，终究不能把爱欲的火山爆发一般的力量，永远的丝毫不放松地扣住；这在文明大启的民族里犹且不可，何况别处呢？兴登说得好："一个女子，无论她的道德的品质怎样圆满，意志怎样贞固，要'好'的心愿怎样坚强，也无论宗教的势力与风俗的制裁怎样普遍周密，她的所谓德操是不一定能够保持的。假定有一个男子，能够打动她的那种绝对的笃爱的情绪，这情绪就可以把上文的种种一扫而光。社会不明此理，而完全想把这些做它自己所由树立的基础，它就无异选择了无可避免的未来的混乱，基础不改，那混乱局面也就不改。"[4]

注释（Endnotes）

1.同本书"女子地位与历史倾向二——古代各民族的遗业"一节注4所引霍氏书，第二册，第367页。德国女医师斯脱克（Stöcker），在她的《恋爱与妇女》（*Die Liebe und die Frauen*），也极言个人责任是性道德的一大因素。

2.《不列颠医学杂志》，（*British Medical Journal*），1908年10月3日。

3.1897年十月份的澳洲《过眼录的过眼录》（*Review of Reviews*）。

4.按此论甚晦，假若不拿此类势力作基础，我们不知道究竟应该拿什么做基础。难道是法律的制裁甚或是刑法的制裁不成？——译者

个人责任与经济独立

但个人的责任心终究是一种不宜菲薄的东西。我们在这里还要加以端详，要看近代我们在生活中能体验到的个人的责任心究竟有什么特别的形式，也要看它有一些什么离不开的条件。这些条件之中最重要的一个当然是经济独立。这条件真是重要极了，要没有它，道德的责任，就可以说是不存在的。道德的责任和经济的独立也可以说是一而二、二而一的，它们是同一社会事实的两个方面。一个能负责任的人，是对于他的行为的结果，并不躲避的人，也是于必要时，肯付代价的人。一个经济不独立的人，只能接受一种犯人的责任，钱袋中既空无一物，他只能到牢监里或法场上去。但这是理论，在日常的道德生活里，社会对他不会有这样的严重的要求；他要是开罪于家庭、朋友、邻里乡党，他们也许不和他往来就是了，设非不得已，他们绝不会要求法律对他作最后的制裁。在他呢，他可以挺身而出，说声一身做事一身当，也可走别的他自己愿意走的路，而始终不改方针，但是要这样做，他就得满足一个条件，就是，要付代价。一言以蔽之，没有经济的独立，不能付代价，所谓个人的责任就没有意义。

在开明的社会里，女子到达成年的时候，她们的道德责任和经济独立也就并行的一天比一天增加起来。假若没有这种进展的现象，那么，无论女子在面子上多么自由，多么和男子可以相提并论，甚至于比男子还要占优势，一概不是真的。这不过是男子社会的优容而已；那种自由和优势，便和小孩的差不多，小孩讨人的欢喜，或不如意了便要啼哭，于是做大人只好优容他些。这绝不是自由与独立，而是寄生[1]。以经济独立为依据的自由才是更真实的自由。就是在法律与习惯以服从为女子天职的社会里，凡是碰巧取得财产的女子，在独立与责任两方面，自然而然会比别的女子享受得多[2]。一派高大的文化的发展，往往和女子的经济权的独立与自由有密切的联带关系，究属哪一个是因，哪一个是果，几乎无法辨认。希罗多德是最佩服埃及的一个史家，在他的记载里，他叙述埃及女子不问家事，把纺织的任务交给丈夫，自己却到市上去经营商业去；这种情形和希腊的大不相同，他就诧为奇事[3]。总之，决定妇女的道德的责任的，是社会生活里的经济因素，决定夫妇之间的地位关系，大部分也是它[4]。这因素要在女子自己的手里，她的道德责任也就大些，家庭的地位也就高些。在这一点上，比较后期的文化也就回到了初期文化早就有过的经验，就是女子比较的和男子平等，经济上也比较的能独立[5]，这在上文已经说过。

在近代的领袖的各大国家里，在最近百年以来，风俗与法律都已经能通力合作，使妇女能获得一天大似一天的经济独立。这其间一部分的领袖自然是英国，它是近代工业运动的发难者，因为发难得最早，也就最早的把女子慢慢地圈入运动之内[6]。女子一经加入，于是法律上便不能没有种种变动，来适合这新的环境，所以到了1882年，英国已婚的妇女，对于自己的血汗所赚来的钱，便有了所有权，完全归自己支配。在别国，不久也就有同样的运动和同样的结果。在美国，和英国一样，到现在已经有五百万的女子在自食其力，并且此数还在很快地继涨增高，至于她们的待遇，和男工人比较起来，似乎比英国的还要好。在法国，在大多数的重要职业里，如各种自由职业、商业、农业、工业，女子要占到25%到75%，而尤其重要的职业，像各种家庭工业和纺织工业里，女子要占到大多数。在日本，据说五分之三的工厂工人是女子，而纺织工业则完全在女子的手里[7]。这样一个运动，究其实，可以说是一个对于个人的权利、个人的道德价值、个人的责任的新观念的社会的表示。唯其有了这个观念，霍布豪斯说得好，女子才不得不把自己的生命托付给自己，古代的婚姻法律才不得不变做一种古董，而古老相传的"女子无才便是德"一类的理想才不得不终于揭穿，而呈现它的虚伪的情操的本来面目[8]。

注释（Endnotes）

1.希瑞拿女士（Olive Schreiner）曾极言寄生现象对于女子的坏处。她说："男子财富增加以后，把它用在女子身上，实际上对于女子不一定有利，也不一定提高她的地位，这情形好比他的姨太太把她的多出来的钱财用在那条巴儿狗身上一样，她可以给它一个野鸭绒的垫子，来代替原有的鸡毛垫子，可以给它鸡肉吃，来代替原先的牛肉，但是那条狗在身体上和脑筋上究竟得了多大好处，仍旧是一个问题。"见女士所作《今日的妇女运动》（The Woman's Movement of Our Day）一文，载1902年1月的《哈泊氏奇货集》（Harper'Bazaar，似为一种杂志）。女士深信妇女的寄生现象是今日社会的一大危机，如其不加挽救，"全部文明国家的女子前途坠入一个绝对依赖的深渊，万劫不能自拔"。

2.霍布豪斯说：在罗马与日本，父权制度虽已发达到一个最高的限度，但遇有有资产的女子，两国的法律便都能予以保护，而男子实际上反退居一种隶属的地位。见本书"女子地位与历史倾向二——古代各民族的遗业"一节注4所引霍氏书，第一册，第99、169、176页。

3.见希氏史书，第二册，第三十五章。这位希腊的大史家说：当时奉养老辈的责任，在女而不在男。就从这一点，可知当时妇女的经济地位是很高。后来别的观察埃及文化的人以为埃及女子很像是男子的老板，例如罗马的史家提奥多罗斯（原名见本书"女子地位与历史倾向二——古代各民族的遗业"一节注3），观此，也就觉得不足为奇了。

4.霍布豪斯（见本书"女子地位与历史倾向二——古代各民族的遗业"一节注4）、黑尔（Hale）和格罗色（Grosse）却以为一个经济地位高的民族一定有高的妇女地位。但韦思特马克（见本书"道德的定义与分类"一节注8）则和希瑞拿女士（见注1）的见地相同，以为此项须修改后方可接受，不过同时也承认农业生活对于女子的地位有良好的影响，因为女子自己也是躬亲其事的分子。所以民族经济地位虽好，未必能真正提高女子的地位，除非女子在经济活动里的名分确乎是生产的，而不是寄生的。

5.韦氏又曾经征引许多例子，证明野蛮民族的女子往往有很可观的财产自主权，但文化进入高一些的境界以后，此种权利便有消失的倾向。见见本书"道德的定义与分类"一节注8所引书，第一册，第二十六章，又第二册，第29页。

6.英国机械工业界女工的逐渐增加实始自1851年。目前（1909—1910）的估计，在工商界的女子约有350万人，此外还有150万做家庭仆役的女子。详见赫士伦（James Haslam）在1909年《英国妇女杂志》（English-woman）上所发表的几篇文章。

7.参看蒿布生《近代资本主义的演进》（J. A. Hobson, *The Evolution of Modern Capitalism*），1907年第二版，第十二章"近代工业中的妇女。"

8.见本书"女子地位与历史倾向二——古代各民族的遗业"一节注4所引书，第一册，第228页。

女子性格与负责的能力

男女两性之间，就天赋的能力而论，究属谁在道德方面，比较卓越，是常有人问而事实上很不通的一个问题。我们在这里可以不必多说。许多年以前，有一位说话最有含蓄最耐人玩味的恋爱道德家瑟南古（Senancour），早就有过一个答复，我们把它引来就够了。他说："就整个的局面而论，我们没有理由说究属哪一性的道德性更来得优越。两性各有各的错误，也各有各的善意的地方，两相拼凑，也就不分上下的成就了自然的旨意。我们很可以相信，在人类的两大部分中间，种种善缘孽果，也就大致相同。例如讲恋爱罢，我们平时总喜欢把显而易见的男子的放辟邪侈和一望而知的女子的幽娴贞静互相对比，以为男子不及女子；其实呢，这种估量的方法是徒然的，因为事实上男子对女子所犯的错误，在数量上一定和女子对男子所犯刚好相等，不会多也不会少。在我们中间，完全诚实的女子要比不欺暗室的男子为多，但这种多寡的分别是显而易见的很容易扯平的[1]。但这个男女道德性的比较问题，理论上虽若容易解决，事实上对于人类全般的生活里、或一国的生活里，已经够产生许多问题，那么，我们在这里的辩论，也就近乎无的放矢了。"[2]

男女两性间的关系，原是一些彼此相须相成、相互抵补的关系，瑟氏这一番结论也是根据这种关系而说的[3]。

不久以前，法国的思想界，对于这问题上有过一番文字上的会通的讨论，尤其注意到忠诚这一点[4]。参加这讨论的都是一些著名的男女领袖，有的说通常女子要比男子优胜，有的说男女只是不同罢了，其间无所谓优劣高下；但谁都承认只要女子能够和男子一样的独立，她们的忠诚也就不亚于男子。

一半因为传统的思想与教育，一半也确乎因为女子的特性，我们很承认许多女子对于道德责任的权利不敢自信，因而就不愿意担任下来。她们不但不担任；并且还要从而为之解释，说女子天职是应该牺牲自己的，或者另换一种比较用专门的术语的说法，女子的天性是要"受虐淫"的（masochistic）[5]。克拉夫脱—埃宾（Krafft-Ebing）不说过么，世间是有这么一回事的，就是，女子的天然的"性的降服"（"sexual subjection"）[6]。这种说法究属确不确，我们看不太明白，但即使假定是确实的，女子的道德责任还是道德责任，也不能因为它便给取消呀。

布洛克和奥埃仑堡（Eulenburg）都竭力否认女子在性的方面有天然"降服"的倾向，他们认为这种倾向是后天人工的产物，是女子社会地位低落的结果，并且说，要是当做一种生理的特点来看，那么，男子在这方面反而比女子要厉害得多[7]。据我所能见到的，我也以为女子要比男子肯牺牲自己的看法，并没有多大生物学的价值。所谓自我牺牲，假若其间有些微强迫的意味，不论此种强迫为物质的抑或道德的，就不配真正用自我两个字；即使是一种从容就义的行为，也只能说是牺牲了一个小善，来换取一个大善。一个人吃了一顿好饭，我们也不妨说他"牺牲"了他的饥饿。即就传统的道德的范围而论，一个女子爱上一个男子，终于牺牲了她的色相，她的"名誉"，但因为这一番牺牲她便得到了一些她认为更有价值的东西。有一位女子曾经说过："一个女子能够献身于自己所爱的男子，而使他快乐，这对于她是何等的一个胜利呀！"所以建筑在健全的生物基础上的道德是用不着"牺牲"的。即使要用的话，那么，生物求爱的自然法则所要求的自我牺牲，是在雄的、牡的、男的一方，而不在雌的、牝的、女的一方。著名猎取狮子的狩猎家詹尔哈（Gerard）说，牝狮子总是挑选那最有力的牡狮子做配偶的；在挑选以前，它鼓励他们打架，不是决一个雌雄，而是决一个谁是最雄；它自己却悠闲自在地躺着，肚子着地，两眼向前，看它们相杀，那根尾巴还不住地像一根鞭子似的左右打动，以表示它的快乐。每一只牝狮，总有好几只牡狮向它求爱，但它只接受最优胜的一只。这样一个求爱的过程里，岂不是究竟是牡狮子牺牲得大，而牝狮子却毫无损失？这原是大自然界一种权衡轻重的方法，在生殖功能上，牝的一方的责任既特别的严重，那么，在此种功能实现以前的求爱的过程里，自不宜叫它再吃什么牺牲的亏。

注释（Endnotes）

1.何以容易扯平，殊不明白，难道说男女的人数既相抵，则一部分"完全诚实"的女子遇到了不修边幅的男子以后，也就势有所不能保持她们的"完全诚实"么？——译者

2.见瑟南古所作《恋爱论》（Senancourt, De l'Amour），第二册，第85页。

3.参看霭氏自著的《男与女》，第四版，尤其是第448页以降。

4.《法国过眼杂志》（La Revue），1909年，1月1日。

5.变态性心理学所承认的种种变态里，有两种相对立的变态，一个叫作"虐淫"（Sadism），一个叫作"受虐淫"，（Masochism），也可以译作"作践淫"与"被作践淫"；前者以"作践"对方得性的愉快，后者则适得其反。——译者

6.《性心理变态的病源论研究》（Beitraege zur Aetiologie der psychopathia Sexualis），第二篇，第178页。

7.这一点霭氏在论《恋爱与痛苦》（Love and Pain）时，曾经加以讨论，见《性心理学研究录》第三集。

附录：中国文献中同性恋举例

Homosexual Examples in Chinese Literature

潘光旦

溯原

    同性恋的现象在动物生活史里就有它的地位。它和人类的历史是同样的悠久，大约是一个合理的推论，一般的历史如此，中国历史大概也不成一个例外。

    清代的文人纪昀号称博古；他在《阅微草堂笔记》（卷十二）里说"杂说称娈童始黄帝"，下又有注说："钱詹事辛楣如此说，辛楣能举其书名，今忘之矣。"纪氏称"杂说"，好像也引着一种记载，又说同时人钱大昕能举其书名，又像别有所本；无论如何，他以娈童始黄帝之说"殆出依托"。每一件事物，每一种现象，都要替它找一个最初的来历，找一个原始，原是富有历史意义的中国人的一个长处，但一定要把一件事物的起始确定一个年代，和传统的历史联系起来，那我们以为就有几分迂阔了。实际上，像同性恋一类的现象，既可以在人类以外的高等动物中发现，就根本无法追溯出一个最早的起点来。娈童始黄帝，也许是后世好事者的一个依托，好比许多别的事物我们大都追溯到黄帝一样；当代史家既怀疑到黄帝的存在，即黄帝本身亦未始不出"依托"，则纪氏的怀疑自更见得有其力量。不过，就事实论，无论黄帝有无其人，同性恋的存在必犹在黄帝或黄帝所代表的时代之前。

《商书·伊训》说到"三风十愆"，说"卿士有一于身，家必丧，邦君有一于身，国必亡，臣下不匡，其刑墨"；三风之一叫"乱风"，乱风包括四愆，其一是"比顽童"。假如"顽童"所指的就是后世所称的"男风"，或"南风"，这无疑的是关于同性恋的最早记载了。历史的注疏家当然不用这种眼光来看，例如传统的孔安国传就说"耆年有德疏远之，童稚顽嚚亲比之"；不过一般的看法大都承认顽童就是娈童，纪昀就是这样承认；他所怀疑的是这一部分的《尚书》既出梅赜伪古文，所以也许不足为据，好比娈童出黄帝之说不足为据一样。

《战国策·秦策》，田华之为陈轸说秦惠王，所引荀息的一段话和我们的题目也有关系。晋献公"欲伐虞，而惮宫之奇存。荀息曰：《周书》有言，美男破老。乃遗之美男，教之恶宫之奇，宫之奇以谏而不听，遂亡；因而伐虞，遂取之"。这《周书》是所谓《逸周书》，或汲冢《周书》，全文是"美男破老，美女破舌，武之毁也"。宋代所辑《太平御览》引《逸周书》，又作"美男破产，美女破居"。无论如何，这里所说的美男，既与美女相提并论，是一个同性恋的对象无疑。

"比顽童"成为乱风的一种，以致伊尹对太甲的训诫里不得不特别提出；降至周代，"美男破老"或"美男破产"居然成为一种谚语；可见在商周两代，同性恋的现象不但存在，并且相当的流行，说不定在有的地方和有的时期里还有过成为一种社会病态的趋势。

这在周代，我们还可以找一些佐证。就春秋的一个段落说，一部《国风》里说不定有好几首诗是歌咏着同性恋的，特别是在《郑风》里；"郑声淫"是一向有名的。清代某人笔记说程廷祚（绵庄）注《郑风·子衿》一章，谓是两男子相悦之词。程氏有《青溪诗说》一种，不知是否即为此注所从出，可惜播迁以还，箧中存书不多，一时无法查考。《子衿》一诗是这样的：

> 青青子衿，悠悠我心，纵我不往，子宁不嗣音？
>
> 青青子佩，悠悠我思，纵我不往，子宁不来？
>
> 挑兮达兮，在城阙兮，一日不见，如三月兮！

据《诗序》说，这是一首刺学校废坏的诗，何以见得是刺学校废坏，我们固然看不清楚，但何以见得是指二男子相悦，我们也看不明白，不知程氏还有什么别的依据没有。如果没有，而只是就辞气推论，那么，《郑风》中这一类作品实际上还不止一篇，例如《山有扶苏》、《狡童》、《褰裳》、《扬之水》。前三诗再三提到狂且、狡童、狂童，而《褰裳》一诗的序里更有"狂童恣行"的话；《扬之水》一诗则有"终鲜兄弟，维予与女""终鲜兄弟，维予二人"等句，只从辞气推论，又何尝不可以说有好几分同性恋嫌疑呢？

一部分史传中的实例

不过春秋时代的第一个同性恋的实例，也是记载上所见到的第一个实例，是出在齐国。《晏子春秋》里有如下的一段记载：

景公盖姣。有羽人视景公僭者。公谓左右曰："问之，何视寡人之僭也？"羽人对曰："言亦死，而不言亦死，窃姣公也。"公曰："合（俞樾说，疑应作否字）色寡人也，杀之。"晏子不时而入见曰："盖闻君有所怒羽人。"公曰："然，色寡人，故将杀之。"晏子对曰："婴闻拒欲不道，恶爱不祥，虽使色君，于法不宜杀也。"公曰："恶，然乎！若使沐浴，寡人将使抱背。"

汉刘向校定《晏子春秋》的时候，就把这一段极有趣的故事，列入"不合经术者"的"外篇"，又别作说明，说"又有颇不合经术，似非晏子言，疑后世辩士所为者，故亦不敢失，复以为一篇"，即今"外篇第八"。而这段故事便是外篇中的第十二章。元人刻此书，在这一章下注着说："此章不典，无以垂训，故著于此篇。"清卢文昭所藏吴勉学本《晏子春秋》，据说就没有这一章。近人张纯一作此书校注，也于章末作案语说："此章当删。"我们如今应当感谢的是，此章虽"不合经术"，却始终没有被人删去。不合经术就是不经，不经就是不正常，同性恋与异性恋相较，的确是不正常，但亦不必删削。《郑风·子衿》，信如程绵庄所说，是一首两男相悦之词，孔子删诗也没有把它挑剔出来，扔在字纸篓里。

第二个实例是卫灵公之于弥子瑕，这在韩非子的《说难篇》里和刘向的《说苑》里均有记载。《说难篇》里说：

> 昔者弥子瑕有宠于卫君。卫国之法，窃驾君车者罪刖。弥子瑕母病，人闻有夜告弥子；弥子矫驾君车以出。君闻而贤之曰："孝哉，为母之故，忘其犯刖罪。"异日，与君游于果园，食桃而甘，不尽，以其半啖君。君曰："爱我哉！忘其口味，以啖寡人。"及弥子色衰爱弛，得罪于君，君曰："是固尝矫驾吾车，又尝啖我以余桃。"故弥子之行，未变于初也，而以前之所以见贤，而后获罪者，爱憎之变也。

世称同性恋为"余桃断袖"之癖，一半就以这故事做典据，其余一半见后。

《郑风·子衿》一诗所歌咏的是不是同性恋，我们不敢断言，不过晋人阮籍的诗里，确乎有专咏战国时代两个同性恋的例子而藉以寄兴的一首诗。阮氏有《咏怀诗》十七首，第三首是：

> 昔日繁华子，安陵与龙阳，
>
> 夭夭桃李花，灼灼有辉光；
>
> 悦怿若九春，磬折似秋霜，
>
> 流盼发姿媚，言笑吐芬芳；
>
> 携手等欢爱，宿昔同衣裳，
>
> 愿为双飞鸟，比翼共翱翔；
>
> 丹青著明誓，永世不相忘！

安陵与龙阳便是战国时代的两个同性恋的实例了。前者出《战国策·楚策》，后者出《战国策·魏策》，亦均见刘氏《说苑》。安陵君的故事是这样的：

> 江乙说于安陵君，曰："君无咫尺之地，骨肉之亲，处尊位，受

厚禄；一国之众，见君莫不敛衽而拜，抚委而服，何以也？"曰："王过举而色，不然无以至此。"江乙曰："以财交者，财尽则交绝，以色交者，华落而爱渝；是以嬖色不敝席，宠臣不避轩（按避字亦应作敝或弊，见《文选》阮籍《咏怀诗》注）；今君擅楚国之势，而无以自结于王，窃为君危之。"安陵君曰："然则奈何？"〔曰〕："愿君必请从死，以身为殉，如是必长得重于楚国。"曰："谨受令。"

三年而弗言。江乙复见曰："臣所为君道，至今未效，君不用臣之计，臣请不敢复见矣。"安陵君曰："不敢忘先生之言，未得间也。

于是楚王游于云梦。结驷千乘，旌旗蔽天，野火之起也若云蜺，兕虎嗥之声若雷霆。有狂兕牂车依轮而至；王亲引弓而射；一发而殪。王抽旃旄而抑兕首，仰天而笑曰："乐矣，今日之游也！寡人万岁千秋之后，谁与乐此矣？"安陵君泣数行下而进曰："臣入则编席，出则陪乘，大王万岁千秋之后，愿得以身试黄泉，蓐蝼蚁，又何如得此乐而乐之？"王大悦，乃封坛为安陵君。

宋鲍彪注说安陵君名坛，失其姓。《说苑》，坛作缠。唐人所辑的《艺文类聚》则也作坛。楚王，《说苑》作楚共王，而今之《楚策》则次于楚宣王之后。

龙阳君的故事则见《魏策》：

魏王与龙阳君共船而钓。龙阳君得十余鱼而涕下。王曰："有所不安乎？如是何不相告也？"对曰："臣无敢不安也。"王曰："然则何为涕出？"曰："臣为王之所得鱼也。"王曰："何谓也？"对曰："臣之始得鱼也，臣甚喜；后得又益大，臣直欲弃臣前之所得矣；今以臣之凶恶，而得为王拂枕席；今臣爵至人君，走人于庭，避人于途；四海之内，美人亦甚多矣，闻臣之得幸于王也，必褰裳而趋大王，臣亦犹臣之前所得鱼也，臣亦将弃矣；臣安能无涕出乎？"魏王曰："误，有是心也，何不相告也？"于是布令于四境之内，曰："有敢言美人者族。"

龙阳君姓名均不传。所称魏王又不知究属是哪一个，惟《策》中则次之于安釐王后。元人吴师道重加校注本说："此策不知何王，未可以安釐衰季之世，遂附之也。"无论如何，后人称同性恋为"龙阳"，源出于此。

安陵与龙阳两例也有人以为不是男子，而是女子。吴师道重加校注本，于龙阳君下辨正说："幸姬也，《策》言'美人'，又云'拂枕席'，此非楚安陵君、鄢陵君、寿陵君、赵建信君之比；长孙佐辅于《武陵》等待，用'前鱼'字，皆以宫人言之。"这种辨正的说法也未免太天真了，好像"拂枕席"的人非"幸姬"不可，而嫉妒女的美人得宠的人，更非自己是一个女的美人不可！长孙佐辅是唐德宗时候的诗人，偶尔引用前后鱼来比拟宫人，注意之点原在宠幸的前后得失，而不在对象是男是女，又何尝不可以。另一个唐人司马贞，作《史记索隐述赞》，于《佞幸列传》后面说"泣鱼窃驾，著目前论"，也引用到这个"鱼"字的典故，吴氏不参考到他，而偏要参考到一个诗人，这也是令人难于索解的。吴氏把楚安陵君和鄢陵君、寿陵君以及赵国的建信君相比，也欠斟酌。安陵君事已见上文；鄢陵君与寿陵君见《楚策》庄辛谏楚襄王章，建信君见《赵策》孝成王下；都是所谓幸臣，但应知所谓幸的程度很不一致，安陵君的幸可以到"入则编席"的程度，而鄢陵寿陵，则记载所及，只到一个"出则陪乘"的程度，关于建信君，则"从辇"而外，史有"所以事王者以色"的话，但"事"到什么程度，则又不详。所以至少就留传的记载而论，安陵君是不便与其余三人相提并论的。所谓"入则编席"是否与"拂枕席"同一意义，我们固然不敢断言，但在十分天真的吴师道氏看来，大概是不同的，因为照他的看法，"拂枕席"绝不是男子之事。至于安陵君，后世确也有误以为女子的。唐林宝《元和姓纂》说："安陵小国，后氏之，安陵缠，楚王妃。"

这时代里还有一个美如女子的男子叫子都，一说姓冯。孟子也说到"不识子都之姣者，无目者也"。后世引用到子都，有以为美男子的代表的，也有以为同性恋的对象的，可惜文献不足，一时无从细究了。

司马迁作《史记》，班固作《汉书》，在列传部分特立"佞幸"一门，也替我们留下好几个同性恋的例子。合并了两书中《佞幸传》的内容说，前汉一代几乎每一个皇帝有个把同性恋的对象，或至少犯一些同性恋倾向的嫌疑：

高帝　　籍孺

惠帝　　闳孺

文帝　　邓通、宦者赵谈、北宫伯子

景帝　　周仁

武帝　　韩嫣、韩说、宦者李延年

昭帝　　金赏

宣帝　　张彭祖

元帝　　宦者弘恭、石显

成帝　　张放、淳于长

哀帝　　董贤

所谓佞幸，程度自大有不齐，方式亦不止一类，方式之中，同性恋当然是一种。但究属依恋到什么程度，各例之间，大约也很有区别。姑且归纳成下列的四类：

一，非宦者——同性恋意味甚少，也许是完全没有的。

二，非宦者——同性恋意味较多以至于很显然的。

三，宦者——同性恋意味较少的。

四，宦者——同性恋意味较多的。

属于第一类的是：景帝的周仁、昭帝的金赏、武帝的韩说、宣帝的张彭祖、成帝的淳于长。关于周仁，《史记》说"宠最过庸，不乃甚笃"。关于金赏，《汉书》也有同性恋的说法。至于韩说，两书只说他"佞幸"或"爱幸"。《汉书》说张彭祖"少与帝微时同席研书，及帝即位，彭祖以旧恩封阳都侯，出常参乘，号为爱幸；［然］其人谨敕，无所亏损"。淳于长"爱幸不及张放"，《汉书》又说他"多畜妻妾，淫于声色"，并且还和许皇后姊龙雒思侯的寡妻名叫嬷的私通，后又取为小妻，足证其同性恋的兴趣，无论主动或被动，是不会浓厚到什么程度的。

高帝的籍孺、惠帝的弘孺、文帝的邓通、武帝的韩嫣、成帝的张放和哀帝的董贤，则属于第二类。关于二孺，《史记》说："此两人非有才能，徒以婉佞贵幸，与上卧起……孝惠时，郎侍中皆冠骏骏贝带，傅脂粉，化闳籍之属也。"《汉书》袭用这一段文字，几乎完全一样。二孺后来都"徙家安陵"，这安陵和上文安陵君所封的安陵固然不是一地，一在今陕西咸阳，一在今河南郾城，但也正不妨先后辉映。

籍孺、闳孺的孺字很值得研究。孺的本义是乳子，是童子。《礼记·曲礼》下说："大夫曰孺人"，即大夫之妻称孺人；注说："孺之言属"也；朱骏声《说文通训定声》说："按，妻与孥，类也。"所以《左传》哀公三年，季桓子妻南氏，即称孺子，叫"南孺子"；《战国策·齐策》说："齐［闵］王夫人死，有七孺子者皆近"，可以继立为夫人，如今籍孺、闳孺也名为孺，可见孺字的用法，到此前后共有三个。最初，只限于男童；后来又用到妻子身上，认为妻孥可以属于一类，无妨通用；最后，除了普通的用法而外，又用到一种特别的男童以至于男人身上，而这种男子，虽然性别属男，而颇能执行"妻道"或"妾妇之道"。籍孺、闳孺显然就是这一种男子了。这不是很有趣么？妻孥可以通用一个孺字，就近代性的生物学和性的生理学说，倒也不无根据，因为男女两性之中，就发育与分化的程度论，女性本属比较落后，或女性发育虽较早，而停止更早，呈一种中途阻滞的现象，因此和幼稚状态（infantilism）很相近，女性的发音尖锐，贪下不生毛发等特征，都是和儿童一般的。如今再进一步，让有些女性的男子和寻常做妻子的女子通用一个孺字，当然是更有理由，大凡有被动性的同性恋倾向的男子，在身心两方面往往和女子很相像，这是无须再加解释的。

在当时，大概孺字的用法和优字的用法是属于同一个性质的，即都是指一种比较特殊的人。《史记·佞幸列传》后面紧接着的《滑稽列传》就叙到楚国的优孟和秦国的优旃。优是一种乐人，"善为笑言"，并且借了笑言来讽刺，后来成为戏子，和伶字没有很大的区别。孺大概就成为以色媚人的男子的专称了。既有专称，则此种人当不在少数，不过籍孺、闳孺二人，因为见幸于两个皇帝，所以在史传上留下了名字。

邓通、韩嫣、张放、董贤也属于这第二类，但因为他们都是士人出身，所以不能再称为"孺"。关于邓通，《史记》说文帝"时时如通家游戏"，通亦"自谨其身以媚上"，"文帝尝病痈，通常为帝唶吮之"，证明他的爱文帝，在任何人之上，即太子以父子之亲亦有所不及。韩嫣与武帝于读书时即相爱，及武帝为太子，更相亲昵，后又"常与上卧起"。《汉书》关于这两人的记载也因袭《史记》，没有很大的变动。《汉书》说张放之于成帝，也常同卧起，且"俱为微行出入"。董贤在这许多例子中所造就的地位最高，年二十二，即为三公，哀帝兴会所至，甚至于要把汉家天下禅让给他。《汉书》说他"为人美丽自喜，哀帝望见，悦其仪貌"，不久便出则参乘，入同卧起。"尝昼寝，偏籍上袖，上欲起，贤未觉，不欲动贤，乃断袖而起"，恩爱一至于此，"余桃断袖"，向为同性恋的一个雅称，断袖的典故就托始于此。

属于第三类的例子是文帝的赵谈、北宫伯子、元帝的弘恭、石显。赵谈，太史公因避父讳，改称赵同，"以星气幸，常为文帝参乘"，太史公在别处也有过"同于参乘，袁丝变色"的话，北宫伯子则"以爱人长者"见幸。《汉书》说他们在爱幸的程度上，都"不比邓通"。弘恭、石显只是以巧佞蛊惑元帝，先后擅权，同性恋的痕迹，几乎完全没有。不过受过腐刑的所谓阉寺小人，身心两方面的品性往往与一般的男子不同，其所以能蛊惑人主，而人主终于受其蛊惑，其间多少总有一些性的诱力，是可以断言的。说见下文。

第四类只有一个例子，是武帝的李延年。《史记》说他"父母及身兄弟及女，皆故倡"，这是说都属于倡籍，都是乐人，是否男女都兼操淫业，则不得而知。以其女弟李夫人之事推之，延年大概原是一个美男子，"坐法腐"以后，便更有女性化的倾向，所以能够在短期内贵幸起来，与韩嫣相伯仲。两书也都说他与武帝同"卧起"。《史记》说他"久之浸与中人乱"，《汉书》则说与中人乱的是他的兄弟李季，似乎比较近理；裴骃《史记集解》引徐广的话，也如此说，大概徐广就以《汉书》为根据。

受过腐刑的人是不是容易成为男子同性恋的对象，历来专家的意见不很一致。德国性心理学家希尔虚弗尔德在他的《同性恋》一书的第十一章里，特别申说到阉寺现象或阉型寻常和同性恋并没有连带关系。霭理士则不以为然，还引了一些例子做反证，见《性心理学研究录》第二册《性的逆转》315页。阉寺现象，不论是天生的或人为的，都有显著的女性化的倾向，原是一个寻常的事实，但二三十年来在这方面作动物试验的专家，例如德国的汤德勒（Tandler）与格罗斯，又如利普舒茨，都以为经过阉割的动物并不呈雌性化，而成为无性化，或看去依然是像雄的。西班牙在这方面的权威马拉尼昂，则认为这是一个错误的观察，至少从动物方面得来的结论未必完全适用于人。他说，就在动物中间，一只阉过的公鸡也时常被其他公鸡认作母鸡，从而作交尾的尝试，而阉鸡自身亦时常作孵卵的姿态，则阉鸡有雌性化的倾向，可以推想而知（说详《性的进化与间性状态》一书，156页及注）。根据霭马二氏的见解，可知从前的宦官，大体说来，是要比一般男子容易有同性恋的倾向，或容易有成为男子同性恋的对象的倾向，是可以无疑的了。所以，赵谈、北宫伯子、弘恭、石显一类的例子，至少总有几分女性化的倾向，才会得到文帝与元帝的垂青。

《后汉书》只有《宦者列传》而无《佞幸列传》，从此同性恋的事迹在正式的史传里就不容易看到，特别是在六朝以后。不过后汉的宦者，总有一部分做过同性恋的对象，或可能成为此种对象，我们从范晔在传末评论中"恩狎有可悦之色"一语里已经可以看出来。

从此我们就得跳到晋末及六朝了。《晋书·载记》第十四说到苻坚：

> 初，坚之灭燕［慕容］，冲姊为清河公主，年十四，有殊色，坚纳之，宠冠后庭；冲年十二，亦有龙阳之姿，坚又幸之；姊弟专宠，宫人莫进。长安歌之曰：一雌复一雄，双飞入紫宫……

宋王僧达有过两个同性恋的对象，一是军人朱灵宝，一是族侄王确。《宋书》卷七十五、《南史》卷二十一僧达本传都说：

> 僧达为太子洗马，在东宫；爱念军人朱灵宝；及出为宣城，灵宝已长，僧达诈列死亡，寄宣城左永之籍，注以为己子，改名元序……事发……加禁锢……僧达族子确，年少美姿容，僧达与之私款；确叔父休为永嘉太守，当将确之郡，僧达欲逼留之，确知其意，避不复往，僧达大怒，潜于所住屋后作大坑，欲诱确来别，因杀而埋之，从弟僧虔知其谋，禁呵乃止。

梁朝的诗人庾信也有一段同性恋的故事，不见于《周书》及《北史》本传，而见于《南史·梁宗室传》。《南史》卷五十一长沙王《萧韶传》说：

> 韶昔为幼童，庾信爱之，有断袖之欢，衣食所资，皆信所给；遇客，韶亦为信传酒。后为郢州，信西上江陵，途经江夏，韶接信甚薄，坐青油幕下，引信入宴，坐信别榻，有自矜色。信稍不堪，因酒酣，乃径上韶床，践踏肴馔，直视韶面，谓曰："官今日形容，大异近日。"时宾客满座，韶甚惭耻。

《陈书》卷二十和《南史》卷六十八又载有韩子高的一例。《陈书》子高本传说：

> 韩子高，会稽山阴人也，家本微贱。侯景之乱，寓在京都。景平，文帝出守吴兴，子高年十六，为总角，容貌美丽，状似妇人，于淮渚附部伍寄载欲还乡。文帝见而问之曰："能事我乎？"子高许诺。子高本名蛮子，文帝改名之。性恭谨，勤于侍奉，恒执备身刀，及传酒炙。文帝性急，子高恒会意旨……文帝甚宠爱之，未尝离于左右。文帝尝梦见骑马登山，路危欲堕，子高推捧而升……

唐李栩《陈子高传》所叙略同，惟姓陈而不姓韩：

> 陈子高，会稽山阴人，世微贱，织履为生。侯景乱，子高从父寓都下；时年十六，尚总角。容貌颜丽纤妍，洁白如美妇人，螓首膏发，自然蛾眉；乱卒挥白刃，纵横间噤不忍下，更引而出之数矣。陈司空霸先平景乱，其从子蒨以将军出镇吴兴，子高干淮渚附部伍寄载求还乡；蒨见而大惊，问曰："若不欲富贵乎？盍从我？"子高本名蛮子，蒨嫌其俗，改之。既幸，愈怜爱之。子高肤理色泽，柔靡都曼……性恭谨，恒执佩身刀，侍酒炙。蒨性急有所恚，目若虓虎，焰焰欲啖人，见子高则立解；子高亦曲意傅会，得其欢。蒨尝为诗赠之曰：

昔闻周小史，今歌明下童；

玉麈手不别，羊车市若空；

谁愁两雄并？金貂应让侬！

且曰："人言吾有帝王相，审尔，当册汝为后。"子高叩头曰："古有女主，当亦有男后。"蒨梦骑马登山，路危欲堕，子高推捧而升……

据正史及李《传》，子高有武功，官位很大，废帝时坐诬谋反伏诛。李《传》又说子高与陈霸先的女私通，陈女早就许婚王僧辩的儿子王颁，因而引起陈氏对王氏的袭击，事与我们目前的问题不很相干，且李《传》性质为小说家言，所以一概未引。明代中叶时，一位笔名秦台外史的作曲家所作《裙钗婿》，就以《陈书·韩子高传》和李《传》做张本，剧中本"有情人都成眷属"之旨，即以子高与陈女作配，子高成婚的晚上，尚是女妆，所以剧名是《裙钗婿》。

韩子高或陈子高实有其人，并且是一个同性恋的对象，是不成问题的。陈蒨后来就是陈文帝。清人笔记朱梅叔《埋忧集》卷三，引到蒨赠子高的最后两句诗，把蒨误作霸先，即误以文帝为武帝，把同性恋的主动一方完全弄错，稗官野史往往有这一类张冠李戴的笔墨，其实文献尚差足征信，稍一复按，便可以明白的。

至于北朝，在元魏的时代我们可以看到两个例子，其中一个实际上不是同性恋的例子，而是"哀鸿现象"，即男扮女装的现象的例子，并且连哀鸿现象，也是出乎外缘的强迫的。《北史》卷十九说，北齐文宣帝篡魏，把彭城王元韶剃去"鬓须，加以粉黛，衣妇人服以自随"，曰："以彭城为嫔御。"史家随后也说："讥元氏微弱，比之妇女。"后来文宣帝大诛魏宗室，韶也就绝食而死。其他一例是很实在的。《北史》同卷上说："汝南王〔元〕悦……为性不伦，俶傥难测……有崔延夏者，以左道与悦游，合服仙药松术之属，时轻舆出采之，宿于城外小人之所，遂断酒肉粟稻，惟食麦饭；又绝房中，而更好男色，轻忿妃妾，至加捶挞，同之婢使……"观悦传全文，可知他不但爱好男色，有施虐恋的行为，并且还有其他精神上的不健全。又《北史》卷五十说，辛德源和裴让之"特相爱好，兼有龙阳之重"；惟《北史》卷三十八让之传和《北齐书》让之传、《隋书》德源传对于这一点都没有记载。

此外，南北朝史传中有无其他同性恋的实例，一时不及详考。惟梁简文帝集中有过一首专咏娈童的诗：

娈童娇丽质，践董复超瑕。

羽帐晨香满，珠帘夕漏赊；

翠被含鸳色，雕床镂象牙。

妙年同小史，姝貌比朝霞。

袖裁连璧锦，床织细种花；

揽裤轻红出，回头双髻斜；

懒眼时含笑，玉手乍攀花。

怀情非后钓，密爱似前车；

定使燕姬妒，弥令郑女嗟！

首两句点题，次四句说所居环境，又次二句说年貌，又次六句说衣着姿态，最后四句说情怀，与女子的并无二致。又《北史·齐本纪·废帝纪》里说，国子助教许散愁应宣帝"先生在世何以自资？"的问，说："散愁自少以来，不登娈童之床，不入季女之室，服膺简策，不知老之将至。"也可见当时用了"登娈童之床"来"自资"，来消磨岁月的人，大概绝不止少数，否则此老在寥寥数语的答辞里又何必特别提到这一点呢？而同时同国的颜之推在《家训》的《勉学》篇里也劝告子弟辈说"梁朝全盛之时，贵游子弟……无不熏衣剃面，傅粉施朱，驾长檐车，跟高齿屐，坐棋子方褥，凭斑丝隐囊，列器玩于左右，从容出入，望若神仙"。南朝有到此种风气，再加上简文帝的诗，也不能不教人联想到同性恋的倾向；而审如颜氏的描绘，梁朝贵游子弟的招摇过市，竟和后来清代嘉道以后的"相公"很有几分相像！我们从这两段文献里也可以推知同性恋在当时竟可以说是大江南北上流社会所共有的一种风气。

晋代六朝同性恋风气的相当流行还有一个文献上的佐证。晋阮籍《咏怀诗》十七首里，有一首专咏安陵君与龙阳君，已见上文，在当时必有所指。张翰有《周小史诗》。宋谢惠连有《赠小史杜灵德诗》。所称小史，是否必为同性恋的对象，为后世俊童一般，虽不可必，但后世往往引为同性恋的典故。即如梁简文帝与陈文帝的诗里都提到小史的名称，而陈文帝所引的周小史大概就是张季鹰诗中的对象。不过手边文献不足，季鹰的诗既找不到，而谢惠连所赠杜灵德诗，今本集中又未载，所以终究未便加以断定。

晋代和六朝是一个十分讲究品性的时代，所以一方面有《世说新语》一类专讲人品故事的书流传下来，而另一方面在正式的史传里，一个人的品貌、方技、婚姻、寿命，以至于身心两方面的种种变态与病态也多少有些记载，我们在这一时期居然还找到不少的资料，显而易见是这种讲究品性的风气之赐了。各种品性之中，记载得最多的是姿容，是容仪，男子而亦讲究姿容，中外的历史里似乎只有两个时代，在西洋是希腊，在中国就是两晋六朝了（参看拙著《人文史观》第237—239页）。在一个男子也讲究姿容的时代，同性恋现象的比较发达，也是可以推论得到的一件事，在古代的希腊，事实确乎是如此。据西洋学者的研究，希腊的哲人把同性恋看做比异性恋还要圣洁，因为它更能"超乎象外"；南北朝的人是否有同样的看法，我们不得而知，因为当时的哲人在这方面没有什么"设词"流传下来，但同性恋的不受社会的过分歧视与道德的过分贬薄，是一望而知的。

一部分稗史中的实例

从此以后，情形就不同了。正史的记载既不可得，我们就不得不求诸小说，求诸稗官野史，而稗官小说的笔墨，虽间或比较细密，但文人好事，古今通病，或无中生有，或以假作真，或过于渲染，其可靠的程度必须视每一例的情形分别断定。自唐至宋元，我所见的此种文献不多，只得暂付阙如，容俟将来补纂。惟元人林坤（载卿）《诚斋杂记》，载一则说："吴潘章少有美容仪，时人竞慕之，定国王仲先闻其美名……因愿同学，一见相爱，情若夫妇，便同衾共枕，交游无已；后同死……葬于罗浮山，冢上忽生一树，柯条枝叶，无不相遭；时人异之，号为共枕树。"这一例怕很靠不住。《诚斋杂记》的内容最杂，东拼西凑，既不言出处，又不著年代；例中所云潘章王仲先二人姓名也未见其他记载，疑是把三国时吴的潘璋，魏的王粲二人硬扯在一起（王粲字仲宣，南音"先""宣"相近），并无事实根据。不过"共枕树"的神话倒有几分意思，多少可以反映出社会对于同性恋的一部分态度来。

到了明清两代，稗官野史的留存于今的既多，同性恋的例子也就比较容易找到。下文所举的十多例，拟先用一表列举出来，其中一部分值得稍加铺叙，则依次于表后分别为之，余则不再浪费笔墨。

例	同性恋者	对象	时代	地点	出处
一	辽藩朱宪炜	头陀生	明嘉隆间	湖北	陈田《明诗纪事》己签，卷十，徐学谟诗
二	某宰相	石俊	明崇祯		袁枚《子不语》卷二十一
三	"仙人"马绣头		明末		周亮工《因树屋书影》纪昀《阅微草堂笔记》卷二十四
四	吴生，又巨公李某	姜琇	明末清初	昆山	钮琇《觚賸》卷四
五	林嗣环铁厓	絮铁	清初		褚人获《坚瓠补集》卷五，引《引苑丛谭》
六	叶舒崇元礼	俊童某	清初	山东	张元赓《卮言》
七		春江公子	清初		袁枚《随园诗话》朱梅叔《埋忧集》卷三
八	胡天保	某御史	清初	福建	袁枚《子不语》卷十九
九	狄氏车夫	狄伟人	清		同前

十	陈仲韶	多官	清	福建莆田	袁枚《续子不语》卷六
十一		方俊官	清	北京	纪昀《如是我闻》卷三
十二	毕沅秋帆	李郎	清	北京	梁绍壬《两般秋雨庵随笔》卷四
十三	某氏女	祝氏姜	清	上海	诸晦香《明斋小识》卷十二

上表中第一例见明人徐学谟（叔明）所作乐府及序。诗题为《头陀生行》；序说："头陀生者，故辽藩弄儿，国亡后，祝发人道，为襄阳罗者所得；余哀其穷，释焉，作是篇。"关于同性恋的诗歌，我所见到的以此为最长。全部转录如下：

江陵昔日重欢宴，侍儿俱在芳华殿；

酣歌那省《风怼篇》？狎比惟看《佞幸传》。

是时头陀生几年，鬈云缭绕垂两肩；

宫娥望幸不得前，众中一身当三千。

自谓秾华可长久，狂飙忽集章台柳，

天上才飞司隶章，宫中已授邪臣首；

白马盟寒带砺空，黄龙谶应孤狸走；

六王之鬼馁不脯，曳裙宾客为钳徒；

头陀何物么麽者，飞身化作昆仑奴！

袖闲金错一匕首，腰下赤羽双仆姑，

禁门跃出青天杳，白日重关失万夫。

往日红颜堪一掷，行云过眼湘江碧，

黄金散尽舞台倾，青鬓误身真可惜；

转盼君恩不到头，并州断送旧风流，

欲寻云外龙堂寺，不觉秋深燕子楼。

浮生如露亦如电，流浪年光飒飞箭，

伤心莫话啭春莺，埋骨堪投定慧院。

朅来何事逐红尘，犹是从前一幻身，

香飘腻玉侵罗卷，泪决流波湿汉津。

紫盂白衲强装束，伶俜还带双蛾蹙，

阶下低头望使君，十年前是荆州牧。

奏当还识圣恩宽，谳书终贷伶官戮。

故国凄凉莫叹嗟，飘零行脚向天涯，

纵然未了三生债，更望何门认主家？

　　按《明史》卷一百十七太祖诸子传二，说：太祖第十五子辽
简王植，初封卫王，后改封辽，建文中，靖难兵起，被召归朝，
又改封荆州；故虽称辽藩，而封地实在荆州。七世孙嗣王宪㸅
"以奉道为世宗所宠，赐号清微忠教真人……隆庆元年，御史陈
省劾宪㸅诸不法事，诏夺真人……明年，巡按御史郜光先复劾其

大罪十三，命刑部侍郎洪朝选往勘，具得其淫虐僭拟诸罪状；帝以宪㸅宜诛，念宗亲免死，废为庶人……辽国除"。辽藩改封荆州，故徐诗称"江陵"；诗中未说明同性恋的主角，但以史实推之，当是朱宪㸅无疑，宪㸅是太祖的八世孙，朱植的七世孙，故诗中有"六王"之语。叔明曾为荆州知府，故又有"十年前"之语。惟有一层与史不合，诗有"宫中已授邪臣首"之句，而史则明言宪㸅以宗亲未邀显戮，只是废为庶人而已。

表中二、三、四三例不值得再加铺叙。第五、六两例是比较有趣而也是比较可信的。第六例叶舒崇字元礼，江苏吴江人，是明季叶绍袁的孙，才女纨纨、小纨、小鸾的从子，清康熙时以进士官内阁中书，举鸿博，未试卒，作传的人称他"美丰仪，望之如神仙"。《张氏卮言》有《叶先生冥缘》一则说：叶先生弱冠"以迎入学，骑马过彩楼下，有闺秀见而慕之，欲以为夫，单思染病，临绝始告父母，乃召先生永诀，先生亦呜咽不自禁。十六年后，公车计偕，至山左，于途中得一俊童，不告父母，随至辇下，欢爱之笃，过于伉俪，后俊童病亡京邸，先生哭之几绝，未及半年，亦没于都下。一时钟情眷恋，转女成男，尚胶漆相投如此！……冤业相传，未五十而毕命；死时人共见所欢俊童，现形至床前，共握手而逝。噫嘻！叶元礼止一世耳，而此闺秀者，已经再世矣。昔为叶死，今又为彼死，冥缘相续，皆此爱心不忍舍割之所致也"。《卮言》的作者又为此事赋诗六首，不外冥缘相

218

续，牵惹无穷之意，姑不具引。

第五例的事迹没有第六例的清楚。林嗣环，字铁厓，生平一时不及详考。褚人获《坚瓠集》引《词苑丛谭》说他"口吃，有小史，名絮铁，尝共患难，绝爱怜之，不使轻见一人。一日，宋观察琬在坐，呼之不至，观察戏为《西江月》词"。宋琬即宋荔裳，清初有名的词人，和同时的施闰章愚山齐名，他的词是值得一引的："阅尽古今侠女，肝肠谁得如他，儿家郎罢太心多，金屋何须重锁？羞说余桃往事，怜卿勇过庞娥，千呼万唤出来么？君曰期期不可。"宋氏有《安雅堂集》，此词是否载集中，一时亦无法检看；"勇过庞娥"指的是"尝共患难"时出过力，"期期不可"指的是林某的口吃，看来大概不是一篇赝作。

第七例春江公子不知究指何人。袁子才的《随园诗话》说他貌似妇人，与妇不睦，而好与少俊游处，或同卧起，不知乌之雌雄。曾赋诗说："人各有性情，树各有枝叶，与为无盐夫，宁作子都妾。"他的父亲，官中丞，见而怒之，他又作诗说："古圣所制礼，立意何深妙？但有烈女词，而无贞童庙！"后公子入翰林，尝至天禄居观剧。有参领某，误以为伶人而加以调笑，旁人为公子抱不平，公子却说："夫狎我者，爱我也，子独不见《晏子春秋》谏诛圉人（见上文）章乎？惜彼非吾偶耳。怒之则俗矣。"

第八、九两例都有当时的名人做证人，自属可信。这名人是程晋芳鱼门。两例都出袁子才《子不语》。清初"御史某巡按福建，有胡天保者，爱其貌美，每升舆坐堂，必伺而睨之；巡按心以为疑，卒不解其故。居亡何，巡按游他邑，胡竟偕往，阴伏厕所观其臀。巡按愈疑，召问之，初犹不言，加以三木，乃云：'实见大人美貌，心不能忘，明知天上桂，岂为凡鸟所集，然神魂飘荡，不觉无礼至此。'巡按大怒，毙其命于枯木之下"。据说胡天保后来被阴司封为"兔儿神，专司人间男悦男之事"。闽人为之醵钱立庙，灵验如响，香火很盛。程鱼门说："此巡按未读《晏子春秋》劝勿诛羽人事，故下手太重。"袁氏在下文便接着说："若狄伟人先生颇不然，相传先生为编修时，年少貌美，有车夫某亦少年，投身入府，为先生推车，甚勤谨，与雇直钱不受；先生亦爱之。未几病危，诸医不效，将断气矣，请主人至，曰：'奴既死，不得不言，奴之所以病至死者，为爱爷貌美故也。'先生大笑，拍其肩曰："痴奴子，何不早说。'厚葬之。"此例为程鱼门说，而为子才所引，抑为子才自说，在没有新式标点的文字里是看不出来的。狄伟人不知何人，和康熙间溧阳进士狄亿字立人的不知有无关系。

第十例陈仲韶与多官出袁氏《续子不语》，事出有因，当非虚构，但行文遣意颇类小说家言，故不具引。第十一例的方俊官是一个伶人，"幼以色艺登场，为士大夫所赏，老而贩鬻古器，时往来京师……自言本儒家子，年十三四时，在乡塾读书，忽梦为笙歌花烛，拥入闺闼，自顾则绣裙锦帔，珠翠满头，俯视双足，亦纤纤作弓弯样，俨然一新妇矣；惊疑错愕，莫知所为；然为众手扶持，不能自主，竟被扶入帏中，与男子并肩坐，且骇且愧，悸汗而寐。后为狂且所诱，竟失身歌舞之场"。当时有一位诗人，姓倪字余疆，有一首感旧诗"落拓江湖鬓有丝，红牙按曲记当时，庄生蝴蝶归何处，惆怅残花剩一枝"，就是为俊官晚年做的。

第十二例毕沅秋帆和李郎的关系，一则因为毕氏官大，再则因为时代较近，是很多人都知道一点的，特别是在陈森的《品花宝鉴》一书流行之后，书中主角田春航显然是暗射着毕秋帆。当时的诗人如袁子才等都有《李郎曲》之作，而袁作亦最为脍炙人口，其中如"果然胪唱半天中，人在金鳌第一峰，贺客尽携郎手揖，泥笺翻向李家红，若从内助论勋伐，合使夫人让诰封"一类的语句，描写毕氏中状元时节的光景，最为有声有色。当时的某相国，仿佛是溧阳史贻直，直称李郎为"状元夫人"，近代同性恋的佳话，这不能不说是最冠冕的一例了。

表中最后一例是两个同性恋的女子，从前的女子深居简出，既不与一般社会往还，更少与异性接触的机会，所以同性恋的倾向特别容易发展，所谓"闺中腻友"大都带几分同性恋的色彩。不过见于记载的却极少，也为的是深居简出不易为外人所窥探的一个原因。以前拙作《冯小青》说小青在发生影恋以前，也有过一段同性恋的历史，而其对象是进士杨廷槐夫人，可以说是见于记载的很难得的一例。这第十三例载在诸晦香的《明斋小识》，标题是《二女同死》。"海盐祝公，掌教上海书院，挚爱妾偕至；居相近，有待字之女，弱态盈盈，能诗善绣，为芳闺良友。未几女适人，倡随不笃，愿空房伴孤帐，谨守女箴，持斋礼佛；暇或诣祝，挑灯款语，恒至雨夜，绵绵不寐。九月中，忽于人定后，启户齐出驱口，冥搜无迹，凌晨浮于河，两女犹紧相偎抱，时瞿子冶应绍有小传，备载端委。"此小传目前不知尚在人间否，但即使可考，恐怕也没有多大的参考价值，诸氏说它"语多奇丽，可新耳目"，可知在文人手里，这类现象不过是一种新鲜的话柄，可供铺张之用罢了，要寻觅比较细密的观察，比较翔实的记述，是不可得的。

同性恋的风会

同性恋的现象，有时候，在有的地方，会发达成一种风气。古远的无可查考，即如清代的福建、广东以及首都所在地的北京，都有过这种风气。

褚人获《坚瓠集》中有《南风》一则，称此风"闽广两越尤甚"。袁枚《子不语》讲胡天保做"兔儿神"的一节说，胡天保既死，"逾月托梦于其里人曰：'我以非礼之心，干犯贵人，死固当然，毕竟是一片爱心，一时痴想，与寻常害人者不同，冥间官吏俱笑我，揶揄我，无怒我者；今阴官封我为兔儿神，专司人间男悦男之事，可为我立庙招香火。'闽俗原有聘男子为契弟之说，闻里人述梦中语，争醵钱立庙，果灵验如响，凡偷期密约有所求而不得者，咸往祷焉"。这是一派神话，但神话大抵有社会学的根据，并非完全向壁虚构。闽俗契哥契弟之说原是流传已久的。至冥间官吏的态度，只是嘲笑、揶揄而不怒，也正是阳间社会的态度；中国社会对于这一类变态的态度，一向也恰恰就是这样，与西洋的迥然不同。（西洋在拿破仑别制法典以前，同性恋的代价是死刑！）也唯有在这种比较宽大的态度下，同性恋才会成为一时一地的风气。

唐人小说卢全的《玉泉子》有《杜宣酞》一则下说："诸道每岁进阉人，所谓私白者，闽为首焉，且多任用，以故大阉以下，桑梓多系于闽，时以为中官薮泽。"这一层不知和后来契哥契弟的风气有无渊源的关系，年代相隔甚远，未便妄加推断，不过阉人容易成为同性恋的对象是我们在上文已经讨论到的。

广州一带女子同性恋的风气是比较后起的事。海禁开放，广东最得风气之先，女子获取职业自由与经济独立的机会，从而脱离男子与家庭的羁绊也最早。说不定这其间有些因果关系。深居简出的女子容易发展同性恋是一个比较常见的趋势，而这显然是某一时代的比较短期的反响了；大抵妇女解放的过程，男女社交的发达，到达相当程度以后，这种风气自然会趋于消灭。关于广州女子的此种风气，记述得最肯定的是张心泰的《粤游小志》；张氏在《妓女》一则下说："广州女子多以结盟拜姊妹，名'金兰会'。女出嫁后，归宁恒不返夫家，至有未成夫妇礼，必俟同盟姊妹嫁毕，然后各返夫家；若促之过甚，则众姊妹相约自尽。此等弊习为他省所无。近十余年，风气又复一变，则竟以姊妹花为连理枝矣。且二女同居，必有一女俨若藁砧者。然此风起自顺德村落，后渐染至番禺，沙荍一带，效之更甚，即省会中亦不能免。又谓之'拜相知'，凡妇女订交后，情好绸缪，逾于琴瑟，竟可终身不嫁，风气坏极矣。"上文说女子同性恋的例子不易见于记载，祝氏妾与某氏女的同死，只好算是聊备一格；张氏的记载里虽无个别的例子可查，但事实上是等于千百个例子的总论，也可以差强人意了。

倡优并称，原早一种很古老的习惯，但称谓上"优"既列在"倡"后，事实上优的地位也并不及倡。据说在"相公"或"像姑"风气最盛的时代和地方，伶人对妓女相见时还得行礼请安。理由是很显然的，妓女是异性恋的对象，还算比较正常的，并且一旦从良，生有子女，将来还有受诰封的希望，而做优伶的男子，则可能成为同性恋的对象，那是很不正常的，在社会道德的眼光里永无洗拔的日子。在清代，优伶的子孙，以至于受逼被奸的男子，不许应科举考试是载在法令的，就是很好的例证（说详拙作《中国伶人血缘之研究》，236—237页）。

上文的十二个例子里，有两个例子提到过伶人和相公的关系，一是以伶人而兼做相公的方俊官，一是有相公资格而被错认为伶人的春江公子。两例都发生在北京，以时代论，大概都在乾隆年间，而从乾嘉以至清代末年，正是相公业最发达的时代，也就是陈森的《品花宝鉴》一书所描绘的时代，《品花宝鉴》是道光年间写的。至于在乾嘉以前，北京既久已为首都，此种风气当然不会没有，不过范围总属有限，只有少数特别的例子足以轰动一时罢了。读者到此，会很容易联想到《红楼梦》里的柳湘莲，于一次堂会演剧之后，被薛氏子错认为相公一流，妄思染指。不过这是说部中的例子，不足为凭。至于实例，则如崇祯年间从陕西到北京的宋玉郎，说亦见钮绣《觚賸》。又如清初从苏州入京的王紫稼，便是当时的诗人如钱谦益、龚鼎孳、吴伟业、陈其年等争相歌颂的王郎。后因纵淫不法，被置于法。尤侗的《艮斋杂说》说："予幼时所见王紫稼，妖艳绝世，举国趋之若狂，年三十，游长安，诸贵人犹惑之……后李琳枝御史按吴，录其罪，立枷死。"徐釚的《续本事诗》也录其事。吴伟业《梅村集》中的《王郎曲》最为后世艳称，曲中有句说："王郎三十长安城，老大伤心故园曲，谁知颜色更美好，瞳神剪水清如玉；五陵侠少豪华子，甘心欲为王郎死；宁失尚书期，恐见王郎迟；宁犯金吾夜，难得王郎暇，坐中莫禁狂呼客，王郎一声声顿息……"也足见王郎的魔力了。王紫稼的事，亦见后来梁绍壬的《两般秋雨庵随笔》卷四。我们还可以举第三个例子，就是乾隆中叶自四川金堂入京的魏三，一作韦三，也曾经风靡一时，当时人的笔记如礼亲王的《啸亭杂录》之类甚至说："一时不得识交魏三者，则不以为人。"他是现在旦角梳水头和踩高跷的发明人。魏三生平，详吴太初《燕兰小谱》。沈起凤《谐铎》的《南部》一则里，对

226

他有很严厉的评斥。

不过伶业与相公业兼营的风气，终究是到了乾嘉以后才盛行。清代无官妓之制，中叶前后，更不许京官狎妓，犯夜之禁极严，于是一种具有自然趋势的少数人的习癖进而为一种风气，以至于一种制度，在当时称为"私寓"制度。私寓开始的年代，我们不详，但它的收场，我们是知道的，清末北京伶界有一个开明分子叫田际云，艺名想九霄，他"以私寓制度，为伶界奇耻，欲上书废止之（宣统三年），呈未上而被有力者阻挠；御史某受贿，诬彼以暗通革命党，编演新剧，辱骂官僚，下诸狱者百日。民国成立，彼以贯彻初衷故，请愿禁止私寓，终致成功"。（鹿原学人《京剧二百年史》260—261页。）

关于相公的风气或私寓制度的内容，我们不预备细说，既成制度，其为倾靡一时，已经是可想而知的。不过，作者以前因研究伶人的血缘的关系，篋中曾经收集到不少关于伶人的汇传的文献，都属于这时期以内的。伶人的所以会有人替他做传，又因类归纳，分格品题，而成汇传，这其间除了艺术的欣赏而外，必有弦外之音，而此弦外之音无他，就是同性恋的倾向。如今不妨把此种倾向比较显著、比较"顾名"即可"思义"的若干书目列后：

作者	书名	写作或梓行年份
安乐山樵（吴太初）	燕兰小谱	乾隆末年
黄叶山房主人	瑞灵录	嘉庆九年
众香主人	众香国	嘉庆十二年
杨懋建	长安看花记	嘉庆末年
播花居士	燕台集艳二十四花品	道光三年
杨懋建	辛壬癸甲录	道光初
同上	丁年玉笋志	道光中
同上	梦华琐簿	道光二十二年
四不头陀	昙波	咸丰八年
寄斋寄生	燕台花史	咸丰九年
余不钓徒	明僮小录	同治初年
殿春生	明僮续录	同治六年
小游仙客	菊部群英	同治十二年
沅浦痴渔	撷草小录	光绪二年
缺名	鞠台集秀录	光绪末年

这十多种作品的"捧角"的意味都很重。第一，从书名上可以看出来，有的竟等于开"花榜"，好像唐宋以来对待妓女的故事一样（明代最甚，见《续说郛》及李渔笠翁的剧本《慎鸾交》）。第二，从作者的假名上可以看到，书名里既大都有

"花"和"香"一类的字样，作者的名字自然不得不有樵采、渔钓、摘撷一类的字样。而《众香国》一书的作者自称为"众香主人"，虽说一厢情愿，亦是情见乎词，其为有热烈的同性恋倾向的人，是最为明显的。

一种风气的造成，因素虽多，物以类聚和处领袖地位者的榜样究属是最重要的两个。即如上文提到的毕秋帆，因为有了一个"状元夫人"，据说他的幕僚也大都有一些"男风"的癖习。钱泳梅溪的《履园丛话》是清人笔记里比较很切实的一种，中间（卷二十二）有《打兔子》一则说："毕秋帆先生为陕西巡抚，幕中宾客，大半有断袖之癖；入其室者，美丽盈前，笙歌既协，欢情亦畅。一日，先生忽语云：'陕传中军参将，要鸟枪兵弓箭手各五百名，进署侍候。'或问：'何为？'曰：'将署中所有兔子，俱打出去。'满座有笑者，有不敢笑者……后先生移镇河南，幕客之好如故，先生又作此语。余（钱氏自称）适在座中，正色谓先生曰：'不可打也。'问：'何故？'曰：'此处本是梁孝王兔园！'先生复大笑。"要鸟枪兵弓箭手各五百名，才敷差遣，也正见同性恋者数量之多。

因缘的解释

最后再约略说一说中国文献中对于同性恋的因缘作些什么解释。

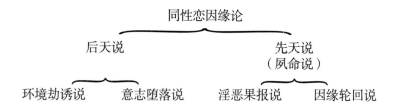

自来在这题目上作解释的人不多，所论也多不切实，在科学不发达的时代，在这方面我们也正不必期望太奢。上列图解中共列四说，前三说都来自纪昀晓岚的记述，后一说则出张元赓的《厄言》。人体先后天之分，中国是早就有的，不过若和近代遗传学相比较，则和以前所称的先后天有两点不同。第一，先后天以脱离母体之顷为界线，而不以受胎之顷为界线，中医的"先天不足，后天失调"的话用的就是旧的分法。第二，父祖的先天和子孙的先天不一定有什么联系；性命是个人的，禀赋是个人的，分别受之于天，所以世代嬗递之间，不一定有什么关系。王充在《论衡》里谈性命最详。王氏所谓性，特别是所谓"随父母之性"的"随性"，颇貌似近代所论的遗传，实际上却依然不出"胎教"的范围，与遗传绝不相干。"随性"还是个人的，不过不由个人自己负责，而由母亲和一般的胎期环境负责罢了。至于汉以前的阴德阴祸之论，汉以后因佛教的输入而发生的因缘果报轮回之论，大都是一路的思想，即于受之于天而外，足以影响个人的先天事物，至多只是父母祖宗的后天，而不是父母祖宗的先天；父祖子孙虽各有先天，其间并无瓜葛。这并不否认以前也很流行的祖孙、父子、兄弟以至于叔侄甥舅大致相肖的说法。不过这是观察得到的常识，而往往只限于体格方面，至于心理的、精神的以至于道德的品性，那就得适用上文的那一套理论了。（参阅拙著《人文史观》中《人文史观与人治法治的调和论》一文。）在下文我们可以看到，两个先天说都还谈不到这些，谈不到父祖的后天行为和子孙的先天品质有什么因果关系，只谈到了本人的后天行为可以影响本人"转世"后的另一后天的遭遇，那显然完全是个人的了。

纪晓岚在《阅微草堂笔记》卷十二上说："凡女子淫佚，发乎情欲之自然，娈童则本无是心，皆幼而受给，或势劫利饵耳。"他接着举一个例："相传某巨室喜狎狡童，而患其或愧拒，乃多买端丽小儿，未过十岁者，与诸童媟戏，时使执烛侍侧，种种淫状，久而见惯，视若当然，过三四年，稍长可御，皆顺流之舟矣。有所供养僧规之曰：'此事世所恒有，不能禁檀越不为，然因其自愿，譬诸狎妓，其过尚轻，若处心积虑，凿赤子之天真，则恐干神怒，某不能从。'后卒罹祸。"这就是所谓后天环境劫诱之说。

第二三两说亦见于《阅微草堂笔记》中的一种：《如是我闻》卷三，和上文所已引的方俊官的例子是在一起的。方俊官的例子发生以后，特别是因为方俊官幼年曾经做过一个"装新娘子"的梦，于是喜欢议论的纪氏和他一班气味相投的朋友就不免作一番因缘上的推敲。纪氏认为是"事皆前定"，新娘的噩梦示兆于先，相公的贱业证果于后。纪氏又说："此辈沉沦贱秽，当亦前身业报，受在今生，不可谓全无冥数。"这都是第三说，先天淫恶果报说。

纪氏的朋友里有一个姓倪号余疆的所持的论调不同。他也从做新妇的梦入手，而引晋乐广对他未来的女婿卫玠所作梦的剖析的话（见《晋书》乐广本传及《世说新语·文学篇》）加以发挥说："是想殊诞，积有是想，乃有是梦，既有是梦是想，乃有是堕落，果自因生，因由心造，安可委诸夙命耶？"这就是第二说，后天的意志堕落说，是一个从现在所谓自由意志方面觅来的解释。当时还有一个朋友姓苏号杏村的，又加以评议说："晓岚以三生论因果，惕以未来，余疆以一念论因果，戒以现在，虽各明一义，吾终以余疆之论可使人不放其心。"纪氏也承认倪氏的话比较能"整本清源"，意思也就是说，一念不入于邪，则种因食果，不特今生不至于堕落，来生也不至于遭受业报而沦于微秽，那就成为第二与第三说的一个综合了。

关于叶舒崇的例子，张元赓认为那所爱的俊童就是某氏闺秀的后身，所以在他的诗里有"……今日逝形心内死，来生端的要相逢。忽忽年华十六春，公车山左走黄尘，马前来得人如玉，宛似曩时梦里身……直教两世婚姻续，昔女今男事更奇"等句；前两句指前一世，中四句指后一世，末两句合论两世。因缘前定，自唐人小说中《定婚店》一类的故事流行以后，本来已经成为民间信仰里很有力的一部分，如今添了轮回之说，更进一步地认为：前定的婚姻如果今世不能完成，来世定可以实现，也未始不是逻辑上应有的事；不过前一世是女的，何以后一世转而为男，追溯因缘的人却不求甚解地忽略过去了。这就是根据因缘轮回的第四说。

四个解释里，不用说，第一个是始终有它的地位的。第二个就有问题，除非我们相信意志有时可以绝对自由。第三第四两说我们在今日已不能不放弃，而代以遗传之说，这在拙译霭理士《性心理学》的第五章里已有详细的介绍，在此无须再加论列。还有一说我们应当注意的，就是四个解释都单单照顾到被动的同性恋者那一面，而与主动的同性恋者全不相干。何以某巨室特别爱好娈童，处心积虑地专以蓄养与培植娈童为事？方俊官的所以成为同性恋的对象，固有其内在的理由，但恋他的人又是些什么人？这些人又是怎样来的？这些人和寻常不喜欢"南风"的人又有什么区别，这区别又从何而来？叶氏俊童的出生固然由于某氏闺秀的爱念所唤起，即所谓"冥缘相续，皆此爱心不忍舍割之所致也"，但何以叶舒崇一面既能表示异性之爱于前，与常人无殊，而一面也能发生同性之爱于后，至知命之年而犹不衰？这些都是四个解释所未能答复而有待于近代科学的性心理学来答复的问题。

三十一年十二月二十五日脱稿。

图书在版编目（CIP）数据

性的教育　性的道德 / （英）蔼理士著；潘光旦译 . -- 北京 : 北京时代华文书局，2020.4

（我们内心的冲突 / 陈潜主编）

ISBN 978-7-5699-3415-1

Ⅰ. ①性… Ⅱ. ①蔼… ②潘… Ⅲ. ①性心理学 Ⅳ. ① R167

中国版本图书馆 CIP 数据核字 (2020) 第 008990 号

性 的 教 育　性 的 道 德

XING DE JIAOYU XING DE DAODE

著　　者｜[英] 蔼理士
译　　者｜潘光旦

出 版 人｜陈　涛
选题策划｜陈丽杰　仇云卉
责任编辑｜陈丽杰　仇云卉
封面设计｜左左工作室
版式设计｜王艾迪
责任印制｜刘　银　范玉洁

出版发行｜北京时代华文书局 http://www.bjsdsj.com.cn
　　　　　北京市东城区安定门外大街 136 号皇城国际大厦 A 座 8 楼
　　　　　邮编：100011　电话：010 - 64267955　64267677
印　　刷｜三河市祥达印刷包装有限公司　0316 - 3656589
　　　　　（如发现印装质量问题，请与印刷厂联系调换）
开　　本｜880mm×1230mm　1/32　印　张｜8　字　数｜130 千字
版　　次｜2020 年 7 月第 1 版　　印　　次｜2020 年 7 月第 1 次印刷
书　　号｜ISBN 978-7-5699-3415-1
定　　价｜49.00 元